JTAS™を学び、超えてゆけ！

ERナースの
思考加速
トリアージ

坂本 壮・著

総合病院国保旭中央病院
救急救命科 医長／
臨床教育副センター長

MC メディカ出版

はじめに

♪心の叫びは決して消えない 心の叫びはこの命の声だ 暴力で心まで奪えはしない
　お前の哀しみを閉じ込めるな 暗闇に心 明け渡すな あきらめずに愛を取り戻せ

　　　　　　　　── ミュージカル『フィスト・オブ・ノーススター 北斗の拳』

　救急外来という場は複数のモニター音で騒がしく、重症患者や多数の患者の対応が行われている状況では医療者が声を荒げることも少なくありません。目の前の患者さんの対応のみに従事できればよいですが、その間、救急車の受け入れ要請、院内の急変コール、患者・家族からのクレームなど、落ち着く暇がありません。

　救急外来の待合室は初療室や診察室の中と比較すると静かです。しかしそれは患者さんが軽症で状態が落ち着いているからではありません。具合が悪くて「静か」なのです。怒鳴り散らしている人へは周囲の安全を考慮し介入しますが、医療の介入を急ぐ必要があるかというとそうでないことが多いです。それよりも、自身の状態を強く訴えることができない人へこそ手を差しのべ、緊急度を正しく見積もる必要があります。

　トリアージ、これは院内トリアージ実施料を徴収するために行うのではなく、当たり前ですが目の前の患者さんの緊急度、重症度を早期にキャッチし、介入するタイミングを逃さないために行われます。トリアージを実施しているのは主に看護師であり、皆さんの判断が患者さんの予後に直結するといっても過言ではありません。ドラゴンボールのスカウターのようなものがあれば簡単ですが、残念ですが2022年時点で私の知る限りこの世に存在しないためトリアージ力を鍛えるしかありません（世代が違い伝わらないことは承知のうえ……）。

　救急外来においてトリアージを的確に判断するために大切なこと、これは目の前の患者さんや家族の訴えを真摯に受け止め、愛情をもって接することに始まります。機械的にこなしては、真の主訴や受診目的を同定できないことも多いものです。自分の家族であったら、大切な人であったら、といった気持ちで行っていただきたいと思います。

　私たちは日ごろからさまざまな物事を選択しながら生活しています。悔いの残らぬようじっくり考えることは大切ですが、時は有限、判断が遅いあまり、つかみえたチャンスを逃したくはありません。冒頭の言葉は2021年12月、日本で世界初演を迎えたミュージカル『フィスト・オブ・ノーススター 北斗の拳』の中で主人公ケンシロウが歌う『心の叫び』の一節です。ケンシロウが希望と愛を胸に戦い続けたように、皆さんも患者さんや家族の心の叫びをキャッチできるように、ともに成長していきましょう！

　　　　　　　　　　　　　　　　　　　　　　　　　　　　　　坂本 壮

本書の使い方

トリアージに生かそう！ かくれ重症者を見抜くERナースの知と技！

STEP 01 トリアージの型(JTAS)を知り、型を破れ

救急現場でトリアージシステム「JTAS」を効率よく活用する方法、さらに、よくある迷いどころや重症者の見逃しを防ぐ「一歩上のトリアージ」のポイントを解説します。

※ JTASは日本臨床救急医学会の登録商標です
※本書に掲載するURLは2022年2月時点のものです

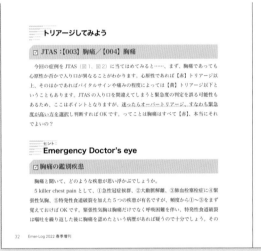

「JTAS2017」の実際の項目を確認できる

コラム解説はER現場で役立つ知識が満載

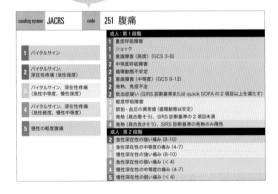

STEP 02 厳選シナリオ事例で、思考が加速する

迷いやすい・重症者を見逃しやすいシナリオ事例（case）を取り上げます。あなたも一緒にトリアージしてみよう。

私たちがナビゲートします

春ちゃん
救急看護師（2年目）
主人公

秋山Dr.
初期研修医
素直で元気

ナツコ先輩
救急看護師（15年目）
心強い先輩

冬野Dr.
初期研修医
自信家タイプ

坂本Dr.
頼れる救急医
若手の指導に熱心

痛みは突然始まったのですか？

突然っていうか、なんか痛くなってきて、その後だんだん強くなってね

胸の痛み以外に何か症状はありますか？

いや、特に……、あ、肩も痛い感じするね（右肩をさすっている）

右肩あたりもですね。高血圧とか糖尿病とか指摘を受けていますか？

高血圧は薬飲んでるね。糖尿は予備軍？って言われているよ

前に同じような経験はありますか？

んーん。1～2週間前にもちょっと痛くなったことはあったけど、そんときは休んだらすぐに治まったね

そうですか……（胸痛だから【赤】とするべきか、でもけっこう元気そうなんだよなぁ。突然ってわけでもなさそうだし、痛みも3/10程度だし、どうするか）

（ドキ！）なるほど、すぐに確認します

心電図は前胸部誘導でSTが上昇！

65歳男性の胸痛の患者さんですがST上昇してます！

これはSTEMIですね。バイタルは大丈夫ですね。ルート採血お願いします！すぐに循環器の先生へコンサルトします！

はい！

最終診断：急性心筋梗塞（STEMI）

振り返り

いやぁ、心筋梗塞でも歩いて来院することあるんですね

あんまり重症感なかったんですけどね

胸痛ならまずは心筋梗塞を考えないとね（常識よ！）

痛みが強かったら考えるけど……

34 Emer-Log 2022 春季増刊

STEP 03 WEB講義動画で、理解をもっと深める

セミナー経験豊富な著者によるWEB動画講義つき。本書の内容の一部をわかりやすく解説します。

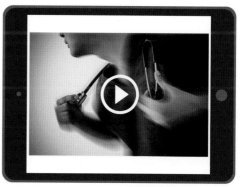

WEB動画の視聴方法はP.167をご覧ください

表紙画像© Adobe Stock/aijiro

目次

chapter 1 INTRODUCTION

chapter 2 CASE

chapter 1

INTRODUCTION

トリアージとは

トリアージは何のため？

　皆さんの病院ではトリアージを行っているでしょうか。「トリアージ？何それ？」って方もいるかもしれませんので簡単に説明しておきます。トリアージは1800年代の初頭ナポレオンの時代にフランスにおいて戦場で負傷した兵隊の処置優先順位をつけるために考えられたとされ、フランス語の trier からの派生語、「選別する」という意味です。

　イメージしてください。皆さんは救急外来で働く看護師です。勤務に行くと救急外来の待合室は、子どもから高齢者まで多くの患者さんでごった返しています。なかには元気そうに走り回っている子どもやスマホゲームをしながら咳き込んでいる成人もいますが、毛布にくるまりぐったりしている高齢者もいます。レストランなど飲食店であれば受付時間順に案内をすることが鉄則ですが、急を要する病態の人を長時間介入なく待たせておくわけにはいきません。皆さん自身が患者として、または子どもや両親など家族の救急外来受診の付き添いで来院したと想像すれば理解しやすいですよね。混んでいてすぐに診てもらうことが難しいのはわかっているものの、介入が遅れ状態が悪化することは避けてもらいたいと。そこで、必要になるのがトリアージなのです。緊急度、重症度（特に緊急度）が高い患者さんを選別し、治療の優先順位をつけるのです。

トリアージは救急外来で必須なの？

　トリアージをすべての救急外来で行っているわけではありません。病院によっては行っていないところもありますし、また行っていても walk-in 患者の一部に行っている病院もあります[1]。患者数がそれほど多くない病院や、すぐに医師が診察可能な病院であれば、トリアージを行うことで逆に診察までの時間がかかってしまうため不要ですよね。多くの人が来院し、そしてどうしても医師の数に限りがある病院でトリアージが必要なのです。

トリアージの方法は？ JTASって何？

　トリアージの仕方も病院ごとに異なります。日本で広く使用されているのは、本書でも扱っている JTAS（Japanese Triage and Acuity Scale）ですが、これは CTAS（Canadian Triage and Acuity Scale）というカナダのトリアージスケールの日本語版です。15歳未満・15歳以上の年齢選択を行い、166種類の主訴を含む17項目の症候リストから構成されます[2]。トリアージを行う際、判断基準を持ち合わせていなければエラーにつながるため、何らかの指標を各自が持つのがよいことは間違いありません。そのため、院内で決められたものがなければ JTAS を利用するとよいでしょう。

　しかし、JTAS を使用したことのある方であれば実感すると思いますが、JTAS が完璧なわけではありません。患者さんの主訴が該当する症候リストがない（わからない）、複数の主訴がある場合にはどちらから入るべきか悩んでしまう、オーバートリアージになりがちで使用しづらい、このように感じたことがある方もいるのではないでしょうか。

　また、患者さんの主訴やバイタルサインから、ある程度の病態や具体的な疾患名が想起できると、診るべきところを意識でき、的確かつ迅速にトリアージができるようになります。JTAS には、緊急度を測る基準の記載はあっても、それが何を示唆するのかは明記されていません。「JTAS だと赤になるけど、なんで？」といった疑問を1つ1つ塗りつぶす作業がトリアージ力をアップさせるためには大切です。

トリアージにかける時間は？

　JTAS では、患者の来院から10〜15分以内で緊急度判定を行うことを目標としています。受付からトリアージ完了まで10分以内ですから、実質1人の患者のトリアージを数分で完了しなければ、これは達成できません。①【蘇生：青】すぐ、②【緊急：赤】15分以内、③【準緊急：黄】30分以内、④【低緊急：緑】60分以内、⑤【非緊急：白】120分以内と緊急度を5段階に分け、順次診察に回ってもらいます（表1）。

　「【蘇生】症例は救急車では来るかもしれないけれど、walk-in 症例ではありえないのでは？」と思うかもしれませんが、そんなことはありません。施設入所中の患者さんなどが車椅子で職員に連れられ来院し、心停止またはその直前なんてこともあります。私自身も数例経験していますのでご注意を。

表1　5段階トリアージ

トリアージ	医師の接触までの推奨時間
蘇生	すぐに
緊急	15分以内
準緊急	30分以内
低緊急	1時間以内
非緊急	2時間以内

数分という時間は慣れるまでは短く感じますが、診るべき点が整理されると、十分に初期評価できる時間と感じられるはずです。もちろん空いているときにはある程度時間をかけてもかまいません。しかし、準夜勤の時間帯や休日・祝日など、混雑しているときには1時間に10人以上の患者さんが来院しますよね。数分以上、たとえば5分以上かけていては、どんどん患者さんが溜まっていってしまいます。

トリアージを1回すれば役割終了？

限られた時間で判断しなければならないトリアージは絶対的なものではありません。あくまで1つの目安です。緊急度や重症度を見積もる際に時間を味方につけることは非常に重要であり、時間とともに症状が改善傾向にあればそれは多くの場合安心できる徴候ですし、その逆、徐々に痛みが強くなる、血圧低下など、バイタルサインが悪化傾向にある場合には当然マズい状態です。

トリアージが難しいのは、限られた時間で目の前の患者さんの緊急度を見積もらなければならないという点です。初回のトリアージで問題なしと判断しても、その後で状態が悪化することは当然あるのです。頭部外傷患者の意識状態が悪化した、皮疹を主訴に来院した患者が呼吸困難を訴え始めた、意識消失を主訴に来院した患者が再度失神したなど挙げればきりがありません。また、トリアージは正しくできているものの、混雑状況からなかなか診察が開始されないこともあるでしょう。そのため、トリアージはしたものの気になる患者さんや、トリアージの理想時間を経過してしまった患者さんは再度経過を確認するのがよいでしょう。トリアージナースは、「トリアージが終わったら、ハイ終了！」ではなく、「診察が始まるまでは私に任せて！」の気持ちでいきましょう。

トリアージで大切なことは？

最後に、トリアージを実践する際に最も重要なことをお伝えします。トリアージを担うようになると、自身の判断で診察順番が決まることになり、とんでもなくプレッシャーを感じてしまう方が時々います。責任ある役割なので当然のことではありますが、過度に気にしすぎてトリアージ業務を嫌いになってしまってはいけません。以下の2つのことを徹底し実践すれば必ずトリアージはうまくいきます。

☑ ①オーバートリアージは容認する

自身の判断が後にオーバーであったとしてもそれはまったく問題ありません。かなり

痛がっているからマズい腹痛の疾患かなと思い【赤】と判断したけれども、最終診断は尿管結石であった、突然発症の頭痛でクモ膜下出血を考え【赤】としたが片頭痛であった、こういったことはよくありますがまったく問題ありません。さらに踏み込んだトリアージができるように一歩一歩鍛えればよいだけです。介入が早まり患者さんの苦痛を早期に取り除くことができたと考え、あまり落ち込まず前へ進みましょう。

それに対して、「意識消失の患者さんを反射性失神と考え【緑】としたが、最終診断が徐脈性不整脈であった」「吐血を主訴に来院した患者がバイタルサインも問題なく【緑】と判断したが、その後大量に吐血しショック状態となってしまった」こういったアンダートリアージは避ける必要があります。もちろんどうしても防ぎようがない場合もありますが、アンダートリアージをしてしまう場合には何らかのエラーが存在することがほとんどです。発症様式、患者背景、バイタルサイン（特に意識や呼吸数）などを適切に判断することができれば、アンダートリアージはほぼ防ぐことができます。

【赤】か【黄】か、【黄】か【緑】かなど、迷ったら基本的には緊急度は高い方へ判断しましょう。なんとなくではなく、そう判断した根拠があればOKです。

☑ ②ほう・れん・そう（報告・連絡・相談）を徹底する

高齢者がだるい、動けない、フラフラするという訴えで来院した場合、どのように判断したらよいのでしょうか？ このように、どうしたらよいのかわからず悩んでしまうことはトリアージ中に必ずあるはずです。特に初学者には多いでしょう。答えはシンプル、わからなかったら相談する、これでOKです。先輩ナースや医師、誰でもかまいませんが1人で抱え込まずに相談することを徹底しましょう。

また、痛みや発熱、呼吸困難など、救急外来を受診する患者さんはつらさのためイライラしていることも多く、「診察はまだか」「痛みをなんとかしてくれ」と詰め寄られることもあるでしょう。家族から「来たときよりも具合が悪そう」などと心配な表情を浮かべながら訴えられることもあります。トリアージの手を緩めてしまうと患者さんが溜まっていくため、このような場合も仲間に協力してもらうことが大切です。

報告・連絡・相談のうち、特に相談が重要です。なぜなら、報告や連絡は事後のことが多いですが、相談は現在進行中の事柄に対してなされるからです。患者さん、家族からのクレームがあったことを報告することも大切ですが、それ以上に、目の前の患者さんで悩むことがあれば相談を徹底し対応するようにしてください。

引用・参考文献
1) 涌井幸恵. 当院救急外来における院内トリアージの現状報告. 新潟県立中央病院医誌. 27(1), 2019, 17-20.
2) 日本救急医学会ほか監修. 緊急度判定支援システム JTAS2017 ガイドブック. 東京, へるす出版, 2017, 9.

トリアージにつなげる
バイタルサインの適切な解釈

トリアージ時に必須！バイタルサイン基礎知識

「バイタルサイン（vital signs）は重要である」、これは誰もが納得することと思いますが、このバイタルサインを正しく解釈しトリアージに活かしているでしょうか。

54歳の男性が「胃が痛く具合が悪い」という訴えで来院し、収縮期血圧が70/42mmHg程度であれば、誰もがマズい状態と認識しトリアージを【赤】とすることでしょう。それでは118/64mmHgであった場合にはどうでしょうか？ もちろん病歴や身体所見などもふまえ総合的に判断はしますが、トリアージは可能なかぎり短時間で判断したいもの、そしてそれがバイタルサインである程度可能だとしたら……。病歴や身体所見は患者さんによっては把握が難しいことも多いのに対して、バイタルサインは誰でも測定可能です。本稿では、トリアージ時に最低限身につけておきたいバイタルサインの基礎知識をまとめます。一歩上のトリアージを可能にするために繰り返し読んで頭にたたき込んでください。

☑ ①呼吸数を重視せよ！：重症を見抜く最も大切なバイタルサイン

バイタルサインと聞いて、どのような項目が思い浮かぶでしょうか。血圧、脈拍、体温などはすぐに思い浮かぶと思いますが、必ず呼吸数を意識するようにしてください。そのほか、SpO_2（酸素飽和度）、瞳孔、意識状態も重要なバイタルサインです。

呼吸数はバイタルサインのなかで最も大切といっても過言ではありません。患者さんの急変や全身状態を把握するために構成されたスコア（early warning score）は世界に複数存在しますが、唯一必ず含まれている項目が呼吸数です。

呼吸数が遅く具合が悪い場合には、たいてい意識障害が存在するため重症度を見誤ることは少ないですが、呼吸数が早い場合には「過換気症候群だろう」「意識清明で血圧が保たれているから大丈夫だろう」などと軽視しがちです。しかし、呼吸数の上昇は全身状態悪化の早期の変化（代謝性アシドーシスの代償）である可能性をまずは意識しなければなりません（コラム①「呼吸数と代謝性アシドーシス」参照）。

呼吸数の数え方は20秒数えて3倍する、15秒数えて4倍する、どちらでもかまい

ませんが、注意点は患者さんに測定していることを悟られないようにすることです。「それでは呼吸数を計りますね」と言われたら意識してしまって、正確な呼吸数は測定できませんよね。血圧やSpO_2を測定しているときに同時に計測するのがよいでしょう。私は、呼吸数をパッと把握するために患者さんの呼吸様式をまねて大まかに判断しています。自分で呼吸してみると速さやつらさは瞬時にわかります。

☑ ②普段と比較しよう！：正常値は人によって異なる

バイタルサインのうち、客観的に評価可能な因子として血圧、脈拍、SpO_2、体温が挙げられます。きちんと測定すれば誰が測っても一緒ですよね（コラム②「その血圧は正確に測れている？」参照）。それでは、血圧が88/45mmHgであった場合には焦るべきでしょうか。90mmHg以下だからマズいサインでしょうか？

皆さんは自分自身の血圧をご存じでしょうか。普段から収縮期血圧が80mmHgの人もいれば150mmHg以上ある人もいるでしょう。何が言いたいか、そうです、マズい数値は人によって異なるということです。普段から80mmHg台の血圧の人が88/45mmHgであっても何ら焦る必要はありません。それに対して、普段は150mmHg台の血圧が110mmHg台であれば、数値だけみれば問題なさそうでもショックかもしれません。これは血圧だけでなくすべてのバイタルサインにいえることであり、「普段と比較する」ことはとても重要なのです。

呼吸数と並んで重要なバイタルサインが意識状態ですが、これも必ず普段と比較しま

---

column

①呼吸数と代謝性アシドーシス

酸塩基平衡の勉強をすると、こんな式がでてきますよね。

$$pH = 6.1 + \log \frac{[HCO_3^-]}{0.03 \times [PaCO_2]}$$

今さらlogとかやめてって思うかもしれませんが、少しお付き合いください。身体の血液はpH=7.40±0.05と非常に狭い範囲で腎臓、肺によって調整されています。そのため、何らかの理由でHCO_3^-が減少（増加）すれば$PaCO_2$も減少（増加）します。

HCO_3^-が減少する代表が乳酸アシドーシスであり、細かなことは抜きにして、これはさまざまなショックで引き起こされます。敗血症や消化管出血などによって全身状態がマズい状態へ傾くと、身体は乳酸アシドーシス（代謝性アシドーシス）へ傾きHCO_3^-が減少します。身体はpHを一定に保とうとするため、$PaCO_2$を下げようとします。上記の式の分子が低下するため分母も低下させるわけです。$PaCO_2$を低下させるためにはどうしたらよいか、二酸化炭素を少なくすればよいわけですから、呼吸数を上げる、もしくは1回の換気量を増やすわけです。ってことで、呼吸数が早い場合にはその背景にマズい状態がある可能性を示唆しているわけです。

しょう。見当識障害を認めるからといって意識障害かというとそんなことはありません。脳卒中後、認知症などで普段からそのような意識状態なのかもしれません。普段をよく知る家族や施設職員、同僚や友人に確認し、変化の有無を確認しましょう。わずかな意識障害であっても普段と明らかに異なる場合には「意識障害あり」と判断することが大切です。

☑ ③総合的に判断せよ！：通常の反応は？

バイタルサインは単一の項目で評価するのではなく、総合的に判断することで質の高いトリアージが可能となります。たとえば、脈拍が120回/分と早いとマズいと考えがちですが、39.5℃の発熱を認める場合にはどうでしょうか。発熱に伴う脈拍の上昇で説明がつきそうです。また、その患者さんの血圧が100/40mmHgであったらどうでしょうか。脈拍が収縮期血圧を上回っています（コラム③「ショックインデックスとは」参照）。身体は血圧を維持するために脈拍を上昇させますが、その代償がきかなくなっていることを示唆します。このような場合、たいてい呼吸数も上昇しており（コラム①「呼吸数と代謝性アシドーシス」参照）、慣れれば「この患者さんは敗血症だろう」と疑えるようになります。

☑ ④違和感に敏感になろう！：素直に反応できないのには訳がある

血圧が下がる前には通常、呼吸数の上昇と頻脈が認められます。それでは、血圧が低いにもかかわらず脈拍が上昇していない場合には、どのような状況を考えるべきでしょうか。これには複数の原因があるのですが、トリアージの段階で覚えておきたい病態がいくつかあります（コラム④「『ショック＋徐脈』の鑑別」参照）。その代表的な病態が、

column

②その血圧は正確に測れている？

128/108mmHgという血圧を見てどう思うでしょうか。きちんと測定してこの数値であれば、脈圧が非常に低下しているため、心収縮力の低下、すなわち心機能が落ちていることを意味します。呼吸困難患者であれば、心不全が疑われるわけです。

しかし、多くの場合これは測定のエラーです。厚手の服の上から測定しているなど、マンシェットがきちんと巻かれていないこと

が原因です。冬場など着込んでいることが多い状況でも横着せずに、正確な血圧を測定するように心がけましょう。

ちなみに、夏場や冷や汗をかいている患者さんの体温も正確に測れていないことが多いです。腋窩で測定するのであれば、一度脇をタオルなどで拭き、その後体温計を挟んだら脇を締めて測定するようにしましょう。なんとなく挟んでピッと鳴った体温計の数値で判断してはダメですよ。

高カリウム血症（コラム⑤「トリアージ泣かせの高カリウム血症」参照）、徐脈性不整脈、急性心筋梗塞です。高カリウム血症の状態では、刺激伝導系に異常を来し徐脈に陥ることがあります。房室ブロックに代表される徐脈性不整脈も心拍数が低下し、1回心拍出量を増やすことで代償することができなければ血圧は下がります。そして、急性心筋梗塞も梗塞部位によっては徐脈・低血圧となるのです。

　これを知っていると、そのようなバイタルサインの患者さん（例：86/54mmHg、脈拍42回/分）をトリアージしたら確認したいことがありますよね。病歴や身体所見ももちろんですが、心電図をチェックしたくなるはずです。高カリウム血症を示唆する変化（テント上T波、P波消失、何だかよくわからない波形など）、徐脈性不整脈やST変化があるかを即確認するのです（トリアージの段階で心電図を確認）（case02「胸痛」参照）。

　発熱を認める場合には通常、脈拍も上昇しますが、脈拍が上がらないことがあります。比較的徐脈（39℃以上にもかかわらず脈拍110回/分未満）の原因としてレジオネラやリケッチアなどが有名ですが、それよりもまずは内服薬の確認をしましょう。アーチスト®やメインテート®などのβ-blocker、ジギタリス、Ca-blockerなど脈拍を抑える薬を内服しているかもしれません。

　そのほか、麻痺や構音障害など脳卒中を疑わせる主訴で来院した患者さんにおいては、収縮期血圧が威力を発揮します。頭蓋内圧が上昇する脳卒中では、通常は脳血流を維持するために体血圧を上昇させます。すなわち血圧は高いはずです。麻痺や構音障害を認める患者さんの血圧が普段と比べて変わらない、または低い場合には、脳卒中症状を引き起こすそのほかの疾患（低血糖、急性大動脈解離、痙攣など）も考える必要があります（case17「四肢の脱力（麻痺）」参照）。

　このように、バイタルサインの変化に違和感を認める場合には、重篤な病態が隠れていることが多く、また早期に対応しなければ待合室で急変しかねない病態も数多く存在します。ショックであれば血圧低下の前に脈拍が上昇する、発熱を認めればそれに見合

---

column

③ショックインデックスとは

脈拍／収縮期血圧をショックインデックス（shock index, SI）と呼びます。正常は0.4〜0.7程度です（自分の数値を挿入するとそんなものですよね。例：110/80mmHg、70回/分）。これが1を超えている場合に

は要注意です（0.9とすることもありますが、覚えやすいので今回は1でOKです）。出血を認める患者さんにおいては、ショックインデックスが1の場合には1L、2の場合には2L程度の出血があると予想されます。脈拍が収縮期血圧を上回る場合には要注意と覚えておきましょう。

う頻脈を認める、脳卒中であれば血圧は高いはず、これらに見合わないバイタルサインの変化をみたら「ん？　まさか……」と考え動いてください。一歩上のトリアージができること間違いなしです。

☑ ⑤くすりの影響も考慮しよう！：くすりもリスク

　救急外来にはさまざまな主訴でたくさんの患者さんが来院しますが、その原因が薬剤性ということも少なくありません。バイタルサインへの影響もあり、薬剤によって血圧や脈拍は大きく影響を受けます。麻薬など意識や呼吸数へ影響を及ぼすものも存在します。β-blocker や降圧薬、抗不整脈薬などはもちろんのこと、カフェイン含有のサプリメントや風邪薬として処方される薬剤（PL顆粒など）による頻脈なども救急外来では出会います。内服薬は処方薬以外も根こそぎ確認するようにしてください。

column

④「ショック＋徐脈」の鑑別

　「ショック＋徐脈」の鑑別で代表的なものを表1にまとめます。④薬剤や⑥血管迷走神経反射の頻度が高いですが、対応が遅れると致死的となる①高カリウム血症、②徐脈性不整脈、③下壁梗塞（右室梗塞）の3つをまずは考え対応してください。

表1「ショック＋徐脈」の鑑別

1 高カリウム血症	5 低体温
2 徐脈性不整脈	6 血管迷走神経反射
3 下壁梗塞（右室梗塞）	7 神経原性ショック
4 薬剤（β-blocker など）	8 副腎不全、粘液水腫クリーゼなど

column

⑤トリアージ泣かせの高カリウム血症

　高カリウム血症は致死的不整脈を引き起こす可能性があり、緊急性の高い病態です。わかりやすい主訴で来院してくれれば判断は簡単なのですが、そうではないのです。だるい、気持ち悪い、フラフラする、食事がとれない、一見すると不定愁訴と判断しがちな主訴で来院するのです。患者さんの訴えから原因がはっきりしなければ鑑別に挙げることが大切で、その際に「ショック＋徐脈」などのバイタルサインを意識するとよいでしょう。

　また、高カリウム血症を引き起こしやすい患者さんを理解しておくと判断の助けとなります。誰もが高カリウム血症になりえますが、救急外来で出会う頻度の高い患者背景は腎機能障害です。糖尿病性腎症治療中など腎機能障害を認める患者さんでは、高カリウム血症を積極的に疑いましょう。

　腎機能障害を見抜くために、受診歴があればカルテの記録や以前の採血結果を確認すればよいですが、初診やデータがない場合には、患者さんに「腎臓が悪いと言われたことはありませんか？」と具体的に聞いてみてください。一般的な既往歴を確認する尋ね方では腎機能障害は拾い上げられません。「何か治療中の病気はありますか？」と聞いて、「高血圧、糖尿病治療中です」と回答があることはあっても、「慢性腎臓病の治療中です」って返答はなかなかないですよね。もしそのような返答があったらおそらく医療関係者ですね。

引用・参考文献

1）坂本壮. 救急外来 ただいま診断中. 東京, 中外医学社, 2015, 1-478.

痛みを訴える患者のトリアージ

痛みにはさまざまな種類がある

　救急外来にはさまざまな痛みを訴える患者さんがやってきます。頭痛、胸痛、腹痛が代表的ですが、それ以外にも、頸部痛、肩痛、足の痛みや指の痛みなど、疼痛患者に出会わない日はありません。どこの痛みであれ、原因が何であれ、なんとか早くその痛みを取り除いてあげたいですよね。

　JTASでは補足因子として疼痛の項があり、痛みの強さだけでなく、深在性か浅在性か、急性か慢性かによって区分されています（図1）。疼痛部位によって意識する疾患が異なり緊急度も変わってきますが、具体的な疾患が想起できない場合や、複数箇所の痛みを認める場合には、ざっくりとした判断をしなければならないため、図1のようなおおまかな枠組みを頭に入れておくと役立ちます。

　急性の深在性の強い痛みは【赤】なのに対して、浅在性の場合には【黄】と緊急度が異なる理由はわかるでしょうか。これを理解するためには深在性疼痛、浅在性疼痛の定義を理解しておく必要があります。JTASでは以下のように記載されています。「深在

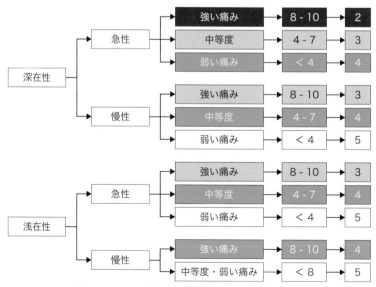

図1　JTAS：疼痛の強さに関する補足因子（成人）

（出典：JTAS 2017）

性疼痛：体腔や臓器に由来し、生命または四肢を失うおそれのある疾患に関連している可能性がある疼痛」「浅在性疼痛：危険な疾患との区別がしやすい、皮膚、軟部組織、筋骨格や体表臓器由来の疼痛」。

　これを読んで理解できたでしょうか？ いまいちピンとこないかもしれません。腹痛を例に考えてみると、胆嚢炎や膵炎は深在性、帯状疱疹は浅在性疼痛です。もしどちらの痛みかわからなかったら、それを見きわめる診察方法（腹痛であればカーネット徴候［Carnett's sign］など）もありますが、トリアージの段階では深在性疼痛として扱ってください（オーバートリアージ容認ですから）。

　骨折は一般的に筋骨格の痛みですが、強い衝撃などによって内臓を痛めてしまうこともあります（肋骨骨折＋肝損傷など）。骨折単独の場合には通常は体動時に増悪する痛みで安静時には軽快していますが、内臓などの損傷を伴うと安静時にも痛みを認めます。そのため、見た目だけでなく、どのような痛みであるのかを総合的に判断しなければ、深在性か浅在性かの判断は意外と難しいこともあるのです。そこで痛みの問診（OPQRST）が重要となります。

痛みの問診（OPQRST）

　痛みを訴える患者さんを診たら、痛みの問診（OPQRST）（表1）の項目をきちんと把握しましょう。しかし、トリアージですからあまり時間をかけてはいけません。OPQRSTにも優先度があり、緊急度や重症度により関わる項目を理解しておく必要があります。

　それぞれの痛みに関してはcase各項で解説しますが、どこの痛みであれ必ず確認すべき事項をここでは整理しておきましょう。なお、バイタルサインが危険なサインに該当する場合には、痛みの部位にかかわらず対応を急ぐ必要があります（introduction02「トリアージにつなげるバイタルサインの適切な解釈」参照）。

表1　痛みの問診 OPQRST

O Onset	P Palliative/Provocative	Q Quality
発症様式	寛解／増悪因子	痛みの質
R Region	S associated Symptoms	T Time course
部位	随伴症状	時間経過

以下、バイタルサインがおおむね安定している患者における「トリアージレベルを上げる必要のあるポイント」です。

☑ ①発症様式：痛みは「突然」始まったのか

痛みを訴える患者さんで最も重要な点が発症様式（onset）です。後述する痛みの程度なども大切ですが、どのようにして痛みが始まったのかはそれ以上に大事な情報です。

発症様式が突然発症（sudden onset）の場合には、「裂けた」「破けた」「捻れた」「詰まった」病態を考える必要があり、代表的な疾患として大動脈解離、消化管穿孔、卵巣捻転などが挙げられ、緊急性が高いことがわかると思います（表2）。「突然発症は危険」、まずはこれを頭に叩き込みましょう。今は痛みが落ち着いていたとしても、突然痛みが始まった場合には体の中では危険なことが起こっていることが多く、慎重に対応する必要があるのです。頭痛の場合には「突然発症」という時点で【赤】トリアージ、胸痛は心原性を考えている段階で【赤】となるのに対して、腹痛はJTAS上では発症様式に言及した基準はありません。しかし、痛みを訴える患者さんにおいて「突然発症」はいつ何時も慎重に対応する必要があります。肩や顎が突然痛くなったら考える疾患、わかりますか？（頭に思い浮かばない方はこちら→ case02「胸痛」参照）

突然発症を見抜く実践的な問診方法は？

それでは、突然発症の病歴をどのように患者さんに問うべきでしょうか？「痛みは突然始まったのですか？」、この質問も悪くはありませんが、数分以内に痛みがピークに達したのか、それ以上かけて強くなったのかを明確に分けたいため、「突然」や「急に」と聞くのではなく、「何をしているときに痛みを自覚したのですか？」と聞くとよいでしょう。この問いに対して「庭でラジオ体操をしているときに」「出かけようと思って靴を履いているときに」など、目の前で再現ドラマが浮かぶような病歴が聞き出せた場合には突然発症と考え対応する必要があります。それに対して、いつからかはっきり覚えていないなど発症様式が不明瞭の場合は、突然発症らしくはなく、突然発症と比べると緊急度は下がります（図2）。

表2　突然発症の原因 TROP

T Tear/Torsion	R Rupture	O Obstruction	P Perforation/Penetration
裂ける／ねじれる	破ける	閉塞する	穴があく／貫く
大動脈解離、S状結腸捻転、卵巣捻転、精巣捻転 など	クモ膜下出血、脳出血、腹部大動脈瘤切迫破裂 など	絞扼性腸閉塞、急性冠症候群、肺血栓塞栓症、脳梗塞 など	消化管穿孔 など

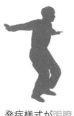

庭でラジオ体操を
しているときに

「何をしているときに痛みを自覚しましたか？」

発症様式が明瞭

⬇

突然発症らしい

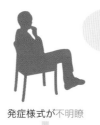

はっきり
覚えていない

発症様式が不明瞭

⬇

突然発症らしくない

図2　突然発症を見抜く問診

　救急外来で経験する突然発症の病歴として、あと2つ覚えておきましょう。

　1つ目。普段なら誰もが寝ている深夜に頭痛を主訴に来院した患者さんに出会ったら、「痛みで目が覚めたのか」は確認するとよいでしょう。痛みで目が覚めるということは、それなりに強い痛みで突然発症らしい病歴ですよね。そして2つ目、失神を伴う疼痛も要注意です。失神は瞬間的な意識消失発作ですから突然発症ですよね。心血管性失神のHEARTS、頭に思い浮かびますか？（case11「失神」参照）

☑ ②時間経過：痛みは「増悪」しているか

　次に重要なのが時間経過（time course）です。自宅や職場で生じた痛みが来院時には軽快している場合には、そうでない場合と比較して安心できます。痛みが強くなっている、間欠的であった痛みが持続的な痛みへと変化している場合には要注意と覚えておきましょう。ただし、痛みが軽快していたとしても、発症様式が突然発症の場合には①の通り危険信号ですのでお忘れなく。

☑ ③重症度：痛みは「強い」か

　これはわかりやすいですよね。痛みの訴えが強い場合には慎重に対応する必要があります。痛みの評価として視覚的アナログスケール（visual analog scale, VAS）や数値評価スケール（numeric rating scale, NRS）などが使用されます。「痛みがない状態をゼロ（0）、最大の痛みを10（10）として、どの程度の痛みですか？」と聞くことが多いと思います。JTASでも「強い痛みを8〜10、中等度の痛みを4〜7、弱い痛みを4未満」とする区分が重症度評価に用いられています。訴えが難しい場合には表情評価スケール（face rating scale, FRS）を用いることが多いでしょう（図3）。

　しかし、皆さんも経験があると思いますが、見た目はそれほど痛そうではないにもかかわらず8/10の痛みがあると訴える患者もいます。もちろんトリアージの段階では患者の訴えに重きを置き対応すべきで、見た目がそれほど重症そうでなくても、確固たる

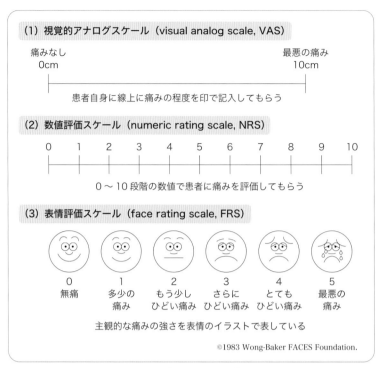

図3　痛みの強さの指標

（図中テキスト）

(1) 視覚的アナログスケール（visual analog scale, VAS）

痛みなし　　　　　　　　　　　　　　　　　　　　　最悪の痛み
0cm　　　　　　　　　　　　　　　　　　　　　　　10cm

患者自身に線上に痛みの程度を印で記入してもらう

(2) 数値評価スケール（numeric rating scale, NRS）

0　1　2　3　4　5　6　7　8　9　10

0〜10段階の数値で患者に痛みを評価してもらう

(3) 表情評価スケール（face rating scale, FRS）

0　　　　1　　　　2　　　　3　　　　4　　　　5
無痛　　多少の　　もう少し　さらに　　とても　　最悪の
　　　　痛み　　ひどい痛み　ひどい痛み　ひどい痛み　痛み

主観的な痛みの強さを表情のイラストで表している

©1983 Wong-Baker FACES Foundation.

根拠なくトリアージレベルを下げてはいけません。

　基準があるようでない指標なので、これだけで判断するのは難しいのが現状ですが、たとえば以前に同様の痛みを自覚した際と比較してどの程度か（前回は8/10だったが、今回は3/10など）、鎮痛薬を使用し痛みがどの程度改善したか（6/10から2/10へ）など、患者自身が比較するものが確立している場合には有用な指標と考えます。女性が出産時の痛みよりも強い痛みと訴えたら、それはもうマズい痛みですよね。

　冷や汗を伴う強い痛みはさらに危険ですので、なんだか嫌な脂汗をかいているなと思ったら急いで対応しましょう。「冷や汗＋胸痛」はかなり急性冠症候群が疑わしいです。

☑ ④持続痛か否か：痛みは「続いている」か

　痛みが持続している場合には、間欠的である場合と比較しマズいサインです。狭心症と心筋梗塞、虫垂炎と消化管穿孔、どちらがより緊急性が高いかというとそれぞれ後者ですよね。波があった痛み、ゼロになることがあった痛みが持続痛となった場合には、一段病状が進行したと考えトリアージレベルを上げて対応するとよいでしょう。骨折など整形外科的疾患であっても同様です。

　これら以外にも疾患によっては重要な点がありますが、まずはこの4点をおさえて、痛みを訴える患者のトリアージを実践してみてください。

column

小児のトリアージは PAT を
パッと評価

　小児のトリアージも、診るべきポイントは成人と変わりませんが、バイタルサインの正常値が年齢によって異なり頭が混乱した経験があるのではないでしょうか。第一印象が大切とされ、Pediatric Assessment Triangle（PAT）の3項目である、①外観（Appearane）、②呼吸状態（Work of Breathing）、③皮膚への循環（Circulation to Skin）を、読んで字のごとくパッと評価します（図1）[1]。

　見た目は重要です。「Gut feeling」と表現されますが、トリアージをする際にみなさん が（うまく表現できないけれど）なんか具合悪そうっていうあの感じ、その場合にはたいていマズい状態なのです。

　呼吸数や心拍数は、JTAS でも0歳から18歳まで年齢ごとのトリアージ区分が示されています（図2）。図とにらめっこするのも大変なので、これを反映したグラフである図3（心拍数のみ）に当てはめ対応すると利用しやすいでしょう[2]。成人と比較し、小児では、ショックの際に心拍数が顕著に上昇します。高齢者では自律神経の影響や薬剤の影響で、本来であれば心拍数が上昇してほしい場合でもそうならないことが珍しくありませんが、小児では心拍数を修飾する因子がないためと考えられます。

引用・参考文献

1) American Heart Association. PALS プロバイダーマニュアル AHA ガイドライン 2020 準拠. 東京, シナジー, 2021, 1-344.
2) Bullard, MJ. et al. Revisions to the Canadian Emergency Department Triage and Acuity Scale (CTAS) Guidelines. CJEM. 16(6), 2014, 485-9.

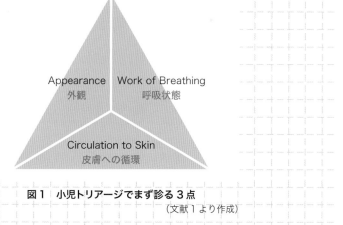

Appearance
外観　　Work of Breathing
　　　　呼吸状態

Circulation to Skin
皮膚への循環

図1　小児トリアージでまず診る3点
（文献1より作成）

呼吸数

年齢＼レベル	JTAS 1	JTAS 2	JTAS 3	JTAS 4/5	JTAS 3	JTAS 2	JTAS 1
0	＜17	17～26	26～35	35～53	53～62	62～71	＞71
3ヵ月	＜16	16～25	25～33	33～51	51～60	60～68	＞68
6ヵ月	＜15	15～23	23～32	32～48	48～57	57～65	＞65
9ヵ月	＜14	14～22	22～30	30～46	46～54	54～62	＞62
12ヵ月	＜14	14～22	22～29	29～44	44～52	52～59	＞59
15ヵ月	＜14	14～21	21～28	28～42	42～49	49～56	＞56
18ヵ月	＜14	14～20	20～27	27～39	39～46	46～52	＞52
21ヵ月	＜14	14～20	20～26	26～37	37～43	43～49	＞49
24ヵ月	＜14	14～19	19～25	25～35	35～40	40～45	＞45
3歳	＜14	14～18	18～22	22～30	30～34	34～38	＞38
4歳	＜15	15～18	18～21	21～24	24～30	30～33	＞33
5歳	＜15	15～18	18～20	20～23	23～28	28～31	＞31
6歳	＜15	15～17	17～19	19～22	22～27	27～29	＞29
7歳	＜14	14～16	16～19	19～21	21～26	26～28	＞28
8歳	＜13	13～16	16～18	18～20	20～25	25～27	＞27
9歳	＜13	13～15	15～17	17～20	20～24	24～27	＞27
10歳	＜12	12～15	15～17	17～19	19～24	24～26	＞26
11歳	＜12	12～14	14～16	16～19	19～24	24～26	＞26
12歳	＜11	11～14	14～16	16～18	18～23	23～26	＞26
13歳	＜11	11～13	13～16	16～18	18～23	23～25	＞25
14歳	＜10	10～13	13～15	15～17	17～22	22～25	＞25
15歳	＜10	10～12	12～15	15～17	17～22	22～24	＞24
16歳	＜9	9～12	12～14	14～16	16～21	21～24	＞24
17歳	＜9	9～11	11～13	13～16	16～21	21～23	＞23
18歳	＜9	9～11	11～13	13～15	15～20	20～22	＞22

心拍数

年齢＼レベル	JTAS 1	JTAS 2	JTAS 3	JTAS 4/5	JTAS 3	JTAS 2	JTAS 1
0	＜79	79～95	95～111	111～143	143～159	159～175	＞175
3ヵ月	＜95	95～111	111～127	127～158	158～173	173～189	＞189
6ヵ月	＜91	91～106	106～121	121～152	152～167	167～183	＞183
9ヵ月	＜86	86～101	101～116	116～145	145～160	160～175	＞175
12ヵ月	＜83	83～97	97～111	111～140	140～155	155～169	＞169
15ヵ月	＜79	79～94	94～108	108～137	137～152	152～166	＞166
18ヵ月	＜76	76～90	90～105	105～134	134～148	148～163	＞163
21ヵ月	＜73	73～87	87～102	102～131	131～145	145～159	＞159
24ヵ月	＜71	71～85	85～99	99～128	128～142	142～156	＞156
3歳	＜64	64～78	78～92	92～120	120～135	135～149	＞149
4歳	＜59	59～73	73～88	88～116	116～130	130～144	＞144
5歳	＜56	56～70	70～84	84～112	112～126	126～140	＞140
6歳	＜53	53～67	67～81	81～109	109～123	123～136	＞136
7歳	＜50	50～64	64～78	78～105	105～119	119～133	＞133
8歳	＜47	47～61	61～75	75～102	102～116	116～129	＞129
9歳	＜45	45～59	59-72	72～99	99～113	113～126	＞126
10歳	＜43	43～57	57-70	70～97	97～110	110～124	＞124
11歳	＜42	42～55	55～68	68～95	95～108	108～122	＞122
12歳	＜40	40～53	53～67	67～93	93～106	106～120	＞120
13歳	＜39	39～52	52～65	65～92	92～105	105～118	＞118
14歳	＜37	37～51	51～64	64～90	90～103	103～116	＞116
15歳	＜36	36～49	49～62	62～89	89～102	102～115	＞115
16歳	＜35	35～48	48～61	61～87	87～100	100～113	＞113
17歳	＜34	34～47	47～60	60～86	86～99	99～112	＞112
18歳	＜33	33～45	45～58	58～85	85～97	97～110	＞110

図2　JTAS の年齢別（0～18 歳まで）トリアージ区分：呼吸数と心拍数

（出典：JTAS2017）

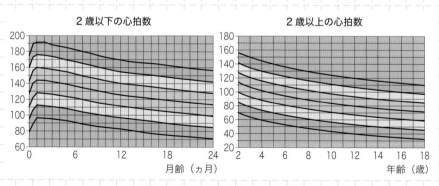

図3　小児のバイタルサイン：心拍数

（文献2より作成）

chapter 2

CASE

01 腹痛

症 例					
年齢	70歳	性別	男性	症状	今日の朝からお腹が痛い

☑ **Vital signs** (トリアージ時)

意識清明　血圧：124/91mmHg　脈拍：82 回 / 分　呼吸数：18 回 / 分　SpO₂：97%

体温：36.9℃　痛みの程度：VAS 7/10

トリアージしてみよう

☑ JTAS：【251】腹痛

　本症例を JTAS（図 1）に照らし合わせると、痛みの程度が黄色に該当し【黄】となります。しかし、バイタルサインも安定しているので【緑】でもよいのではないだろうか？ はたまた、危険なサインを拾い忘れているのか？

ヒント：
Emergency Doctor's eye

☑ 腹痛の鑑別疾患

　腹痛の原因は多岐にわたります。心窩部の痛みが右下腹部へ移動してきたなど、虫垂炎を示唆する典型的な訴えが認められれば鑑別は比較的容易ですが、現実はそうではありません。トリアージの事例から考えていきましょう。

coeeding system	JACRS	code	251 腹痛

		成人：第1段階	
1	バイタルサイン	1	重度呼吸障害
		1	ショック
		1	意識障害（高度）（GCS 3-8）
2	バイタルサイン、深在性疼痛（急性強度）	2	中等度呼吸障害
		2	循環動態不安定
		2	意識障害（中等度）（GCS 9-13）
3	バイタルサイン、深在性疼痛（急性中等度、慢性強度）	2	発熱、免疫不全
		2	敗血症疑い（SIRS 診断基準または quick SOFA の 2 項目以上を満たす）
		3	軽度呼吸障害
4	バイタルサイン、深在性疼痛（急性軽度、慢性中等度）	3	脈拍・血圧の異常値（循環動態は安定）
		3	発熱（具合悪そう）、SIRS 診断基準の 2 項目未満
5	慢性の軽度腹痛	4	発熱（具合良さそう）、SIRS 診断基準の発熱のみ陽性
		成人：第2段階	
		2	急性深在性の強い痛み (8-10)
		3	急性深在性の中等度の痛み (4-7)
		3	慢性深在性の強い痛み (8-10)
		4	急性深在性の弱い痛み (＜4)
		4	慢性深在性の中等度の痛み (4-7)
		5	慢性深在性の弱い痛み (＜4)

図1　JTAS2017：腹痛［成人 症候リスト］

（出典：JTAS2017）

問診しよう

 （バイタルサインは問題なしと）
今日はどうしました？
Ns.

 そこに書いたけど、お腹痛くて

 （受け答えははっきりしているなぁ）今日の朝からですか。どのような痛みですか？ 間欠的な痛みですか？

 かんけつ？ とにかく痛いんだよ。こ こが（下腹部を指す）

 下っ腹ですね。痛みは 10 段階でどの程度でしょうか？

 んんん …6 とか 7 ぐらいかな

 痛みには波がありますか？ 痛くなったりゼロになったり

 いや、ずっと痛いよ

 便は出ていますか？

 便は昨日は出たかな、今日はまだ

 吐いてはいないですか？

 吐いてないよ

 そうですか……（【緑】でよいのか、それとも 7/10 の痛みだから【黄】？ そもそも原因は何だろう？ 痛みの問診では発症様式が一番大切だったな）何をしているときに痛みを感じたのですか？

 何もしてないよ、ソファに座ってたんだよ

テレビなどを観ていたのですか？

 いや、新聞読んでて昨日の野球の結果見ようとページめくったらお腹痛くなってさ

 なるほど（目の前で再現ドラマが……これは突然発症だな）

医師へ診察を依頼

 突然発症の腹痛の患者さん診てください！

 はい！ よろこんで！
研修医

 今は痛みは和らいでいるようですが、発症様式が引っかかって……

医師の診察中

 （バイタルサインは問題なしと）お腹のどのあたりが痛いのですか？

 このへん（臍下）だね

 このあたりですね（ん？ 拍動性の腫瘤があるなぁ……これってまさか）

 そこだね、さっきはとても痛くてね。大丈夫かね？

 このまま超音波という検査をさせてください

 超音波？ あぁ、あのゼリーみたいのつけてやるあれね、お願いします

 あ、これは！ AAA の切迫破裂が考えられるのでルート採血お願いします！外科の先生にコンサルトします

 任せて！
先輩 Ns.

最終診断：腹部大動脈瘤切迫破裂

振り返り

 いやぁ、見た目の重症感はまったくなかったのに、まさか腹部大動脈瘤の切迫破裂だったとは……

 勇気をもって発症様式から【赤】としてよかったです

 拍動性腫瘤触れたんでしょ？ ならわかるでしょ
研修医

 すばらしいトリアージでしたね。発症様式を意識して、見た目の重症度にだまされることなく対応できたのはお見事です。
坂本 Dr.
腹部大動脈瘤切迫破裂は、典型的には腹痛・腰痛、拍動性腫瘤の触知、低血圧が有名だけど、今回のように受診時には軽度の腹痛であったり、失神・前失神を主訴に来院することもあるからけっこう見逃しがちなんだ。拍動性腫瘤も疑って診察したから気づけただろうし、ベッドサイドで施行可能な検査を迅速に行いアクションを起こしたからこそ、対応が遅れることなく救命できたと思うよ

 確かに、そもそも疑っていなければ気づかないか

 突然発症はやはり要注意ですね。エコーも練習しないと……

 引き続き頼むわね！

 はい！

トリアージポイント
腹痛では急性腹症を見逃すな!

　腹痛を来す疾患は多岐にわたり、救急外来を受診する患者の原因を、限られた時間のなかで同定することは容易ではありません（図2）[1]。頭痛や胸痛よりも腹痛を苦手とする研修医も多く、診断エラーが多い代表的な症候です。頭痛であればクモ膜下出血、胸痛であれば心筋梗塞・大動脈解離・肺血栓塞栓症を除外することに主眼を置き対応するのがよいと考えますが、腹痛の場合にはどのような疾患を意識して対応すべきでしょうか。

　ポイントは「急性腹症か否か」です。急性腹症とは、絶対的な定義はありませんが、「急性腹症診療ガイドライン2015」では、「発症1週間以内の急性発症で、手術などの迅速な対応が必要な腹部（胸部等も含む）疾患」と定義されており[2]、これを頭に入れておくとよいでしょう。急性腹症で頻度が高いのは表1の疾患です[3]。見逃してはいけない血管病変とともに覚えておきましょう。これらに加えて血管疾患、具体的には急性冠症候群（特にST上昇型心筋梗塞［STEMI］）、急性大動脈解離、腹部大動脈瘤切迫破裂、急性腸管虚血（上腸間膜動脈塞栓・血栓、非閉塞性腸管虚血など）が重要です。しかし、虫垂炎と憩室炎、尿管結石と卵巣捻転や腹部大動脈瘤切迫破裂、さらには胆石と急性冠症候群はトリアージの段階で区別できるかというと現実には難しいものです。ト

腹部全体
消化器系疾患：消化管穿孔、消化管閉塞（絞扼性）、急性胃炎
血管系：腹部大動脈瘤破裂、腹部大動脈解離、腸間膜動脈閉塞症
内分泌代謝疾患：糖尿病性ケトアシドーシス、アルコール性ケトアシドーシス、急性ポルフィリン症＆アナフィラキシー

心窩部
消化器系疾患：胃潰瘍、十二指腸潰瘍、腸閉塞、大腸炎、憩室炎、虫垂炎、胆嚢炎、胆石症、胆管炎、肝膿瘍、肝炎、肝腫瘍、膵炎
血管系疾患：急性冠症候群、心筋炎、心内膜炎、心外膜炎、大動脈解離、上腸間膜動脈解離、上腸間膜動脈閉塞
尿路系疾患：腎結石症、腎盂腎炎、尿管結石、腎梗塞、副腎梗塞
その他：呼吸器疾患（肺炎、肺塞栓、膿胸）

右上腹部
消化器系疾患：胆嚢炎、胆石症、胆管炎、大腸炎、憩室炎、虫垂炎、肝膿瘍、肝炎、肝腫瘍、胃潰瘍、十二指腸潰瘍、膵炎
血管系疾患：急性冠症候群、心筋炎、心内膜炎、心外膜炎、大動脈解離、上腸間膜動脈解離
尿路系疾患：腎結石症、腎盂腎炎、尿管結石、腎梗塞
その他：呼吸器疾患（肺炎、肺塞栓、膿胸）、Fitz-Hugh-Curtis症候群

左上腹部
消化器系疾患：食道破裂、食道炎、食道痙攣、胃潰瘍、胃炎、脾梗塞、脾腫、脾破裂、脾膿瘍、脾捻転、脾動脈瘤、憩室炎、虚血性腸炎、腸閉塞、左側虫垂炎、膵炎、膵腫瘍
血管系疾患：急性冠症候群、心筋炎、心内膜炎、心外膜炎、大動脈解離、上腸間膜動脈解離、上腸間膜動脈閉塞
尿路系疾患：左腎、副腎疾患：腎梗塞、副腎梗塞、腎盂腎炎、腎結石症、尿管結石
その他：左胸郭内疾患（左下肺炎、左気胸、左膿胸）

右下腹部
消化器系疾患：虫垂炎、大腸炎、大腸憩室炎、炎症性腸疾患、過敏性腸症候群、胆嚢炎、膵炎、鼠径ヘルニア
尿路系疾患：前立腺炎、精巣上体炎、尿管結石症、尿路感染症
産婦人科系疾患：異所性妊娠、子宮内膜症、卵巣出血、卵巣嚢胞破裂、卵巣茎捻転、子宮筋腫、骨盤腹膜炎
血管系：動脈解離、動脈瘤破裂
その他：腸腰筋膿瘍、後腹膜出血

左下腹部
消化器系疾患：便秘、ヘルニア嵌頓、大腸悪性腫瘍、大腸炎（感染性、虚血性）、炎症性腸疾患、大網感染、大腸憩室炎
泌尿器科疾患：前立腺炎、精巣上体炎、尿管結石症、尿路感染症
産婦人科疾患：異所性妊娠、子宮内膜症、卵巣出血、卵巣嚢胞破裂、卵巣茎捻転、子宮筋腫、骨盤腹膜炎
血管系：動脈解離、動脈瘤破裂
その他：腸腰筋膿瘍、後腹膜出血

臍周囲
消化器系疾患：急性虫垂炎（初期症状）、小腸の急性閉塞、単純な腸の疝痛、膵炎
血管系：腸間膜動脈閉塞症、急性冠症候群、腹部大動脈瘤
その他：脊髄癆、急性緑内障、尿膜管遺残症

恥骨上痛
消化器系疾患：虫垂炎、大腸炎、大腸憩室炎、炎症性腸疾患、過敏性腸症候群
尿路系疾患：膀胱炎、尿管結石症、腎盂腎炎、尿閉
産婦人科疾患：異所性妊娠、子宮筋腫、卵巣腫瘍、卵巣茎捻転、骨盤腹膜炎

図2　腹痛の原因は多岐にわたる

（文献1より作成）

表1 意識すべき急性腹症疾患

頻度が高い疾患	見逃してはいけない血管病変
腸管感染症	急性冠症候群
急性虫垂炎	急性大動脈解離
腸閉塞	腹部大動脈瘤切迫破裂
腹膜炎	急性腸管虚血
憩室炎	
尿管結石	
胆石症	
消化性潰瘍	
子宮・卵巣腫瘍	
子宮・卵巣の炎症／非炎症性疾患	
妊娠関連疾患	

(文献3より作成)

リアージの段階で判断可能な下記の5点をつねに意識して、急性腹症を見逃さないようにしましょう。

☑ ①バイタルサインの異常：qSOFA の3項目はつねにチェック

　ショック徴候を認める、意識障害を認める場合には要注意です。JTAS でも、ショックの場合には【青】、意識障害（GCS ≦ 13）を伴う場合には【赤】以上となります。これはそれほど判断に迷いませんよね。ショックの判断を見誤らないこと（introduction02 コラム③「ショックインデックスとは」参照）、そして意識状態は必ず普段と比較し評価することがポイントでしたね。

　呼吸数の異常にも敏感になりましょう。患者さんの危険なサインを見抜くための early warning score（EWS）のすべての項目に入っているのが呼吸数であり、敗血症を早期に拾い上げるために重要な指標である qSOFA、SIRS にも呼吸数が入っていましたね。JTAS では、qSOFA の3項目のうち2項目以上満たす場合には【赤】、SIRS の発熱以外にもう1つ該当する場合（トリアージ段階なので呼吸数、脈拍のどちらか）は【黄】となります。呼吸数を意識すること、軽度の意識障害を見逃さないことをつねに意識しておきましょう。血圧は低ければ誰もが気づきますから。

　トリアージにおいて呼吸数・意識状態はきわめて大切です。血圧ももちろん大切ですが、たとえ血圧が 120/90mmHg と保たれていても意識障害や頻呼吸を認める場合にはマズく、逆に 85/55mmHg と血圧が低値であっても意識清明で呼吸状態が安定して

いればそれほど焦る必要がないことが多いです（普段から低めの血圧ということが多い）。qSOFAの３項目は敗血症にかぎらず重症患者を見抜く大切なバイタルサインなので、つねに意識しておきましょう。

☑②突然発症：痛みの発症が明確な場合には要注意！

発症様式はきわめて大切であり、特に突然発症（sudden onset）は危険なサインです（introduction03「痛みを訴える患者のトリアージ」参照）。こわい疾患というのは突然やってくるものです。

病歴を聴取し、再現ドラマが思い浮かぶ場合には要注意です。そのほか、以下の２点を覚えておきましょう。

痛みで目が覚めた

皆さんは寝ているときに痛みを自覚し目が覚めてしまったことはあるでしょうか。普通ないですよね。痛みで目が覚めるということは、それほど痛みが強く、その事象が目に浮かびますから突然発症です。

腹痛患者において頻度が高いのは、朝方痛くて目が覚めのたうち回るあの病気、そう尿管結石が典型的です。しかし、尿管結石だと思っても必ず除外しなければならない疾患が存在します。わかりますか？（case04「腰背部痛」参照）

失神を伴う腹痛

失神の定義をご存じでしょうか。失神とは、①瞬間的な意識消失発作で、②姿勢保持筋緊張が消失し、③横になると速やかに意識状態が改善する、という３つの条件を満たすものを指します。脳血流が一時的に低下することで引き起こされ、それが自然と回復することで症状が改善するのです。原因はさまざまですが、瞬間的な意識消失発作なので突然発症ですよね。こわい失神の原因わかりますか？　こわい腹痛を来す疾患（大動脈解離、腹部大動脈瘤切迫破裂など）が含まれていますよね（case11「失神」表２参照）。

☑③持続する腹痛：痛みが続いていたら要注意！

消化管や尿管、胆管などの管の痛みは原則として間欠的な痛みで、痛みに波があります。便を出したくてトイレを我慢しているときに痛みでつらい、しかし少し休むと痛みが和らぐことは皆さん経験ありますよね。これは蠕動痛（消化管壁内の筋肉の収縮によって起こる動きが伝わる際の痛み）ですね。また、尿管結石や胆石の患者さんが、来院時、トリアージ時、診察時で痛みに波があることはしばしば経験します。

痛みは主に内臓痛（visceral pain）、体性痛（somatic pain）、関連痛（referred

pain）、その他（心因性など）に分けますが、間欠的な痛みは内臓痛と呼ばれ、腸炎や便秘、尿管結石、胆石などで典型的です。それに対して、痛みが持続している場合は体性痛であり、腹膜炎を考える必要があります。特に強い痛みが持続していれば要注意です。

また、血管病変も要注意です。大動脈解離、腹部大動脈切迫破裂、腸間膜動脈閉塞症などは激痛を主訴に来院するのが一般的ですが、発症時こそ痛みが強いものの、その後痛みが和らいでいることもあります。ポイントは突然発症であること、そして痛みが持続していることです。痛みが弱くても持続している場合には慎重に対応しましょう。ちなみに、心窩部痛や上腹部痛などの場合には、1枚心電図は確認しておきましょう。典型的な成人の右下腹部痛では過度に考えすぎる必要はありませんが、高齢者が腹部の上の方を持続的に痛がる場合には急性冠症候群、特に急性心筋梗塞も考えなければなりませんから。

☑ ④痛みが強い腹痛

めちゃくちゃ痛がっていたらそれはマズそうですよね。JTASでは深在性疼痛（急性強度）であれば【赤】となっています。個人差があるため絶対的なものではありませんが、急性腹症は一般的に痛みが強いものです。典型的には、尿管結石の痛みはのたうち回るような痛みで、救急外来で身の置き所がなく痛がっていたら「らしい」ですね。そのほか、急性膵炎や消化性潰瘍の穿孔も痛みが強くつらそうにしている患者さんによく遭遇します。痛みが間欠的ながら徐々に強くなり間隔が短くなってきたら……それはおそらく腸閉塞、特に絞扼性腸閉塞を考える方がよいでしょう。

痛みの強さは、トリアージをしているまさにそのときの強さを確認するのはもちろんですが、発症時の痛みも必ず確認してください。現在症状が改善傾向にあっても、発症時に進行中の動作を停止しなければならないほど痛みが強かった場合には慎重に対応する必要があります。仕事や料理を中断するほどの痛みであればマズい腹痛と考えてよいでしょう。

痛みはとにかくつらいものです。【赤】【黄】などトリアージレベルに迷ったらさまざまな視点で的確な評価を下すことも大切ですが、除痛など患者さんの症状の緩和を急ぐ方が大切であり、まずは医師に声をかけ、タッチしてもらうのが望ましいでしょう。鎮痛薬は診断の妨げにはなりません。むしろ痛みを和らげ、病歴聴取や身体所見をより正確に取ることができるようになるのです。強い腹痛のときはもちろんのこと、腹痛患者ではまず除痛の必要性を考え対応しましょう[4]。

☑ ⑤歩くと響く腹痛

　前傾姿勢で腹部に手を当て、おそるおそる歩いている患者さんを見たことがあるのではないでしょうか。患者さんは痛みが最も軽減する姿勢を自然ととるため、背筋を伸ばす（腹壁を伸展、緊張させる）と痛みがつらいがゆえにそのような姿勢でいるのです。これは激しい炎症が腹部に存在しているサインであり、胃潰瘍や十二指腸潰瘍の穿孔、虫垂炎、膵炎などを考える必要があり、トリアージレベルを上げて対応する必要があります。

　虫垂炎の診断をする際に、膝踵落とし試験（heel drop sign）といって、踵を上げてドスンと落とすとお腹に響くかを確認し、なければその時点では虫垂炎は考えづらいと判断する診察所見があります。能楽の歩き方（そろりそろり）で来院した場合には、なるべく振動を起こさないようにしている証拠ですから、患者さんの来院時や移動時の姿勢にも注目するのです。また、車で来院した場合には、車の振動で疼痛があったかを確認するとよいでしょう[5]。救急車で来院した患者では、「救急車の振動はつらかったですか？」と聞き、Yes であればマズいと判断してよいでしょう（救急車は結構揺れますからね）。

一歩上のトリアージ

1 突然発症の腹痛は【赤】、目の前の重症感にだまされてはいけない！

2 痛みが増悪、持続、歩くと響く場合には【黄】以上、腹膜炎を見逃すな！

3 頻呼吸、意識障害を認める場合には要注意！

4 痛みは早期に取り除くよう対応すべし！

引用・参考文献

1) Natesan, S. et al. Evidence-Based Medicine Approach to Abdominal Pain. Emerg Med Clin North Am. 34(2), 2016, 165-90.
2) 急性腹症診療ガイドライン出版委員会. "急性腹症の定義". 急性腹症診療ガイドライン2015. 東京, 医学書院, 2015, 15-7.
3) Murata, A. et al. Age-related differences in outcomes and etiologies of acute abdominal pain based on a national administrative database. Tohoku J Exp Med. 233(1), 2014, 9-15.
4) Falch, C. et al. Treatment of acute abdominal pain in the emergency room: a systematic review of the literature. Eur J Pain. 18(7), 2014, 902-13.
5) Ashdown, HF. et al. Pain over speed bumps in diagnosis of acute appendicitis: diagnositic accuracy study. BMJ. 345, 2012, e8012.

症 例					
年齢	65歳	性別	男性	症状	胸が痛い

☑ **Vital signs** (トリアージ時)

意識清明　血圧：129/97mmHg　脈拍：91回/分　呼吸数：20回/分　SpO₂：97%

体温：35.4℃　瞳孔：3.5/4＋/＋　痛みの程度：VAS 3/10

トリアージしてみよう

☑ JTAS：【003】胸痛／【004】胸痛

　今回の症例を JTAS（図1、図2）に当てはめてみると……、まず、胸痛であっても心原性か否かで入り口が異なることがわかります。心原性であれば【赤】トリアージ以上、そのほかであればバイタルサインや痛みの程度によっては【黄】トリアージ以下ということもあります。JTAS の入り口を間違えてしまうと緊急度の判定を誤る可能性もあるため、ここはポイントとなりますが、迷ったらオーバートリアージ、すなわち緊急度が高い方を選択し判断すれば OK です。ってことは胸痛はすべて【赤】、本当にそれでよいの？

ヒント：
Emergency Doctor's eye

☑ 胸痛の鑑別疾患

　胸痛と聞いて、どのような疾患が思い浮かぶでしょうか。

　5 killer chest pain として、①急性冠症候群、②大動脈解離、③肺血栓塞栓症に④緊張性気胸、⑤特発性食道破裂を加えた5つの疾患が有名ですが、頻度から①〜③をまず覚えておけば OK です。緊張性気胸は胸痛だけでなく呼吸困難を伴い、特発性食道破裂は嘔吐を繰り返した後に胸痛を認めたという病歴があれば疑うので十分でしょう。その

ほか、気胸や肺炎（胸膜炎）、帯状疱疹などが救急外来で出会う頻度が高い疾患ですね。

転んで胸をぶつけたなど外傷歴があれば肋骨骨折を疑います。ちなみに咳のしすぎで肋骨が折れることもあるので、外傷がないからといって否定してはいけませんよ。

それでは今回もトリアージの事例から考えていきましょう。

coeding system	JACRS	code	003 胸痛（心原性）
1	バイタルサイン		成人：第1段階
2	胸痛（心原性）	1	重度呼吸障害
		1	ショック
		1	意識障害（高度）（GCS 3-8）
		2	中等度呼吸障害
		2	循環動態不安定
		2	意識障害（中等度）（GCS 9-13）
		2	発熱、免疫不全
		2	敗血症疑い（SIRS 診断基準または quick SOFA の2項目以上を満たす）
			成人：第2段階
		2	急性深在性の強い痛み（8-10）

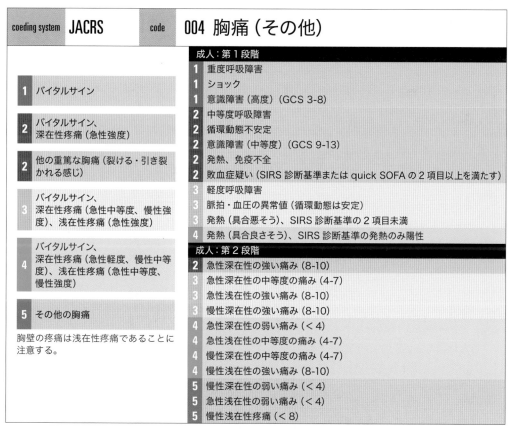

図1　JTAS2017：胸痛（心原性）［成人 症候リスト］

（出典；JTAS2017）

coeding system	JACRS	code	004 胸痛（その他）
1	バイタルサイン		成人：第1段階
2	バイタルサイン、深在性疼痛（急性強度）	1	重度呼吸障害
2	他の重篤な胸痛（裂ける・引き裂かれる感じ）	1	ショック
3	バイタルサイン、深在性疼痛（急性中等度、慢性強度）、浅在性疼痛（急性強度）	1	意識障害（高度）（GCS 3-8）
4	バイタルサイン、深在性疼痛（急性軽度、慢性中等度）、浅在性疼痛（急性中等度、慢性強度）	2	中等度呼吸障害
5	その他の胸痛	2	循環動態不安定
	胸壁の疼痛は浅在性疼痛であることに注意する。	2	意識障害（中等度）（GCS 9-13）
		2	発熱、免疫不全
		2	敗血症疑い（SIRS 診断基準または quick SOFA の2項目以上を満たす）
		3	軽度呼吸障害
		3	脈拍・血圧の異常値（循環動態は安定）
		3	発熱（具合悪そう）、SIRS 診断基準の2項目未満
		4	発熱（具合良さそう）、SIRS 診断基準の発熱のみ陽性
			成人：第2段階
		2	急性深在性の強い痛み（8-10）
		3	急性深在性の中等度の痛み（4-7）
		3	急性浅在性の強い痛み（8-10）
		3	慢性深在性の強い痛み（8-10）
		4	急性深在性の弱い痛み（＜4）
		4	急性浅在性の中等度の痛み（4-7）
		4	慢性深在性の中等度の痛み（4-7）
		4	慢性浅在性の強い痛み（8-10）
		5	慢性深在性の弱い痛み（＜4）
		5	急性浅在性の弱い痛み（＜4）
		5	慢性浅在性疼痛（＜8）

図2　JTAS2017：胸痛（その他）［成人 症候リスト］

（出典；JTAS2017）

問診しよう

（バイタルサインは問題なしと）今日はどうしました？

このあたり（前胸部をパーでおさえている）がなんだか重苦しくて

痛みは何をしているときに始まったのですか？

畑に行こうと思って、荷物背負って歩いてたときだね

痛みは突然始まったのですか？

突然っていうか、なんか痛くなってきて、その後だんだん強くなってね

胸の痛み以外に何か症状はありますか？

いや、特に……、あ、肩も痛い感じするね（右肩をさすっている）

右肩あたりもですね。高血圧とか糖尿病とか指摘を受けていますか？

高血圧は薬飲んでるね。糖尿は予備軍？ って言われているよ

前に同じような経験はありますか？

んんん。1〜2週間前にもちょっと痛くなったことはあったけど、そんときは休んだらすぐに治まったね

そうですか……（胸痛だから【赤】とするべきか、でもけっこう元気そうなんだよなぁ。突然ってわけでもなさそうだし、痛みも3/10程度だし、どうするか）

先輩に相談

胸痛の患者さんですが、トリアージを【赤】か【黄】で迷っています

65歳男性の胸痛ね。まずは心電図を確認しましょう

トリアージの段階ですか？

そうよ、心電図で明らかな心筋梗塞だったらマズいじゃない

（ドキ！）なるほど、すぐに確認します

心電図は前胸部誘導でSTが上昇！

65歳男性の胸痛の患者さんですがST上昇してます！

これはSTEMIですね。バイタルは大丈夫ですね。ルート採血お願いします。すぐに循環器の先生へコンサルトします！

はい！

最終診断：急性心筋梗塞（STEMI）

振り返り

いやぁ、心筋梗塞でも歩いて来院することあるんですね

あんまり重症感なかったんですけどね

胸痛ならまずは心筋梗塞を考えないとね（常識よ！）

痛みが強かったら考えるけど……

今回もまたすばらしいトリアージでした。何がすばらしいって、迷ったときにきちんと先輩に相談したことが！

坂本 Dr.

 高齢者の胸痛だったので心原性で【赤】とも思ったのですが、バイタルサインも問題なくて痛みも軽かったので迷ってしまって……

 高齢者の胸痛は全例【赤】と考え対応してOKです。少なくともすぐに心電図を確認する癖をつけましょう。目標は来院から10分以内です。心電図は非侵襲的な検査ですぐに確認できますからね

 検査を取り入れて緊急度を判断するのですね

 心電図に変化がないからといって安心できないのではないですか？

 もちろんです。しかし、明らかなSTEMIであれば1分1秒を争いますからね。胸痛の患者さんが複数来院した場合も優先順位をつけなければなりませんから。あと、心電図を確認したら必ず以前と比較することも忘れずに。変化が大切ですから！

 わからなかったり迷ったら相談ね！

トリアージポイント
胸痛では急性冠症候群を見逃すな！

☑ ①急性冠症候群を安易に否定しない！

　必ず鑑別すべき疾患として、①急性冠症候群、②大動脈解離、③肺血栓塞栓症の3つが重要でした。トリアージの段階では特に「急性冠症候群を見逃さない」というスタンスで対応するようにしましょう。なぜなら、胸痛という主訴の場合、①～③のなかで頻度が高いのは急性冠症候群だからです。急性冠症候群を考えて対応したものの、最終診断が大動脈解離や肺血栓塞栓症であることはありますが、まずはコモンなものから考えて対応すればよいのです。

　急性冠症候群よりも大動脈解離を疑う所見として、突然発症、背部痛の存在、血圧の左右差などが挙げられますが、心電図を確認しないことはありません。肺血栓塞栓症は呼吸困難を伴う場合や深部静脈血栓症を認める場合に疑いますが、この場合もまずは心電図を確認します。ってことで、胸痛ときたらまずは心電図を確認し、急性冠症候群から考え、アプローチしていくのがシンプルでお勧めです。

　急性冠症候群は失神を主訴に来院することもありますので忘れずに（case11「失神」参照）。

☑ ②動きながら考えよう！ 10分以内に心電図を確認！

胸痛患者では急性冠症候群、大動脈解離、肺血栓塞栓症に代表される緊急度・重症度の高い疾患をつねに考慮する必要があることから、より迅速な対応が求められます。病歴聴取は非常に大切ですが、ゆっくりじっくり聴取するのではなく、心電図を確認しながらなど、動きながら確認するようにしましょう。

心電図検査実施の目標は来院から10分以内です。心電図で図3のような典型的なST上昇所見（STEMI）を認めた場合にはすぐに医師へ伝え、ともに対応しましょう。明らかな心電図変化を認めない場合にも、症状が持続している場合には、安易に急性冠症候群を否定せず、ほかに疑わしい疾患（帯状疱疹や外傷に伴う肋骨骨折など）がないかぎりはアンダートリアージは危険です。50歳以上、特に高齢者では心原性として対応し【赤】トリアージが無難でしょう。

心電図は必ず以前のものと比較する癖もつけましょう。わずかな変化であっても比較することで気づきやすくなりますからね。

☑ ③冷や汗を認めたら要注意！

いかなる主訴においても、冷や汗は要注意な所見です。急性冠症候群以外に低血糖や敗血症、有機リン中毒などが有名ですね。あのジトっとした感じ、一度経験したら忘れませんね。体温測定も冷や汗をきちんと拭いてから測定しなければ正確に測れませんので注意ですよ。

☑ ④疼痛部位を直視しよう！

高齢者に多い病気の1つに帯状疱疹が挙げられます。身体のどこでも起こりうるため、疼痛患者ではつねに意識しておきましょう。年齢とともに増加するため高齢者では特に注意が必要です。

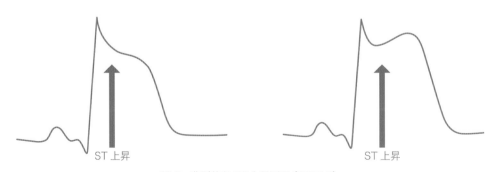

図3　典型的なST上昇所見（STEMI）

患者さんが訴える疼痛部位を直視することを徹底しましょう。トリアージ場所などで確認しづらい場合には、心電図を実施する際に確認すればよいでしょう。その際、疼痛部位が前胸部であっても、必ず背面も確認することを忘れずに。理由はわかりますよね？（case16「皮疹」参照）。

☑ ⑤四肢を触診しよう！

心電図を確認する際に、両上下肢の診察も行うようにしましょう。左右の温度差があるか、上肢の血圧の左右差を認めるか、下肢の太さは同様かをパッと確認する癖をつけるとよいです。

左上肢が右と比較すると冷たい、右下肢が左下肢と比べると冷たい、そんなときは虚血を示唆し、胸痛の原因は大動脈解離かもしれません。右下肢のみ腫れていれば深部静脈血栓症の存在が疑われ、胸痛の原因は肺血栓塞栓症かもしれません。

---

column

①急性冠症候群の定義

急性冠症候群は、冠動脈粥腫（プラーク）の破綻とそれに伴う血栓形成により冠動脈内腔が急速に狭窄・閉塞し、心筋が虚血、壊死に陥る病態を示す症候群、と定義されます[1]。わかるようでなんだかよくわからないですね、まぁいいです。重要なことは、急性冠症候群のなかには、①ST上昇型心筋梗塞、②非ST上昇型心筋梗塞、③不安定狭心症の3つが含まれますが、これは心電図や心筋トロポニンなどのバイオマーカーを確認して初めて分類される（図4）ものであるため、トリアージの段階では「急性冠症候群らしいか否か」で判断すればOKということです。心電図でSTが上昇していなかったとしても、トロポニンが上昇していなかったとしても、急性冠症候群の可能性があるのですから。

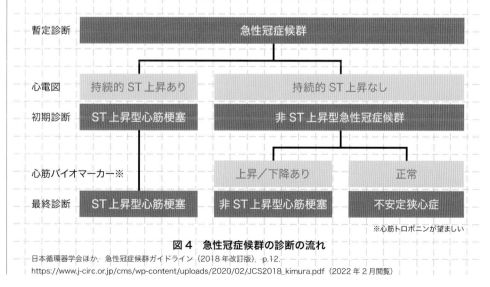

図4　急性冠症候群の診断の流れ
日本循環器学会ほか. 急性冠症候群ガイドライン（2018年改訂版）. p.12.
https://www.j-circ.or.jp/cms/wp-content/uploads/2020/02/JCS2018_kimura.pdf（2022年2月閲覧）

②急性冠症候群を疑うサイン

それではいつ急性冠症候群を疑うべきでしょうか。胸痛ではつねに鑑別、まずはこのように考えて OK です。10～30 歳代など若年者では可能性はきわめて低いですが、気胸や帯状疱疹など、ほかの具体的疾患が確定できない場合には、安易に否定しない方がよいでしょう。心筋炎など、まれながら対応が遅れると致死的になる疾患もありますから。

時々、高血圧や糖尿病、脂質異常症などのリスクがないから、胸痛の原因は急性冠症候群ではないだろう、可能性は低いだろうと考えてしまう人がいますが、それは高齢者では通用しません。年齢それ自体がリスクであり、冠動脈疾患のリスクがいっさいなくても、安易に急性冠症候群を否定してはいけないのです。そもそも初診の患者さんなど、基礎疾患の把握が困難なことも多く、患者さんの訴える「特に病気はありません」というのを鵜呑みにするのは危険です。ただ病院を受診していないだけ、健康診断を受けていないだけ、なんてことは珍しくないですからね。年齢それ自体がリスク、覚えておいてください。

胸痛以外にはどのような症状のときに急性冠症候群を疑うべきでしょうか。呼吸困難、失神・前失神、冷や汗、めまい、脱力、このような主訴で来院した場合には、頭の片隅に急性冠症候群を思い浮かべましょう。

一歩上のトリアージ

1 動きながら考えよう！ 胸痛患者では心電図を確認しながら病歴・身体所見・バイタルサイン（Hi-Phy-Vi)*をチェック！

2 心電図は以前と比較することを忘れずに！

3 病変を直視し、冷や汗を認める場合には緊急度を上げよう！

＊大切な、「病歴（History）・身体所見（Physical）・バイタルサイン（Vital signs）」は、「Hi-Phy-Vi（ハイ・ファイ・バイ）」と語呂よく頭に入れておきましょう。

引用・参考文献

1）日本循環器学会ほか. 急性冠症候群ガイドライン（2018 年改訂版）. https://www.j-circ.or.jp/cms/wp-content/uploads/2020/02/JCS2018_kimura.pdf

2）坂本壮. 救急外来 ただいま診断中！. 東京, 中外医学社, 2015, 1-478.

CASE 03 頭痛

症例

年齢	44歳	性別	女性	症状	頭痛（今は少しよくなった）、ちょっと気持ち悪い

☑ **Vital signs**（トリアージ時）

意識清明　血圧：131/87mmHg　脈拍：85回/分　呼吸数：17回/分

SpO_2：98%　体温：36.1℃　瞳孔：4/4＋/＋　痛みの程度：VAS 4/10

☑ JTAS：【404】頭痛

　今回の症例をJTAS（図1）に当てはめてみると、現時点では急性の中等度の痛みで、qSOFAやSIRSは満たさず【黄】トリアージとなりそうです。しかし、痛みは改善傾向にあるようなので【緑】トリアージに下げてよいのか、それとも？

ヒント：
Emergency Doctor's eye

☑ 頭痛の鑑別疾患

　頭痛と聞いて、どのような疾患が思い浮かぶでしょうか。頭痛の原因もまた多岐にわたり、表1の通り鑑別疾患は複数存在します[1]。このなかでも特に二次性頭痛を見逃さないことが重要であり、そのためには二次性頭痛を疑うポイントを把握しておく必要があります。それが表2の「SNOOP」[2]です。トリアージの事例から考えていきましょう。

図1 JTAS2017：頭痛 [成人 症候リスト]

coeding system	JACRS	code	404 頭痛

成人：第1段階	
1 バイタルサイン	1 重度呼吸障害
	1 ショック
	1 意識障害（高度）（GCS 3-8）
2 突然発症、激しい、これまでで最悪の頭痛	2 中等度呼吸障害
	2 循環動態不安定
	2 意識障害（中等度）（GCS 9-13）
2 視力障害±眼の疼痛	2 発熱、免疫不全
	2 敗血症疑い（SIRS 診断基準または quick SOFA の 2 項目以上を満たす）
2 バイタルサイン、深在性疼痛（急性強度）	3 軽度呼吸障害
	3 脈拍・血圧の異常値（循環動態は安定）
	3 発熱（具合悪そう）、SIRS 診断基準の 2 項目未満
3 バイタルサイン、深在性疼痛（急性中等度、慢性強度）	4 発熱（具合良さそう）、SIRS 診断基準の発熱のみ陽性
	成人：第2段階
4 バイタルサイン、深在性疼痛（急性軽度、慢性中等度）	2 急性深在性の強い痛み (8-10)
	3 急性深在性の中等度の痛み (4-7)
	3 慢性深在性の強い痛み (8-10)
5 慢性・再発性の頭痛	4 急性深在性の弱い痛み (＜4)
	4 慢性深在性の中等度の痛み (4-7)
	5 慢性深在性の弱い痛み (＜4)

図1　JTAS2017：頭痛 [成人 症候リスト]

（出典：JTAS2017）

表1　頭痛の鑑別診断

一次性頭痛	二次性頭痛	
片頭痛	頭頸部外傷	頭部外傷、開頭術、むち打ち など
緊張型頭痛	頭頸部血管障害	脳梗塞、TIA、クモ膜下出血、未破裂動脈瘤、動静脈奇形、動脈炎（側頭動脈炎）、動脈解離、脳静脈血栓症、下垂体卒中 など
三叉神経、自律神経性頭痛（群発頭痛を含む）	非血管性頭蓋内疾患	頭蓋内圧亢進、低髄液圧、脳腫瘍、てんかん発作、Chiari 奇形 など
その他の一次性頭痛疾患（一次性運動時頭痛、性行為に伴う一次性頭痛、寒冷刺激による頭痛 など）	物質またはその離脱	アルコール、一酸化炭素、コカイン、薬物乱用（鎮痛薬、エルゴタミン、トリプタン、オピオイド）など
	感染症	髄膜炎、脳膿瘍、硬膜下膿瘍、全身感染症 など
	ホメオスターシス障害	高血圧、低酸素血症、高炭酸ガス血症、透析、甲状腺機能低下、妊娠高血圧症候群 など
	頭蓋骨、頸、眼、耳、鼻、副鼻腔、歯、口あるいはその他の顔面・頸部の構成組織の障害	緑内障、屈折異常、急性副鼻腔炎、顎関節症 など
	精神疾患	身体化障害、精神病性障害 など
有痛性脳神経ニューロパチー、他の顔面痛およびその他の頭痛		
三叉神経痛（急性帯状疱疹）、後頭神経痛、視神経痛 など		

（文献 1 より作成）

表2　二次性頭痛を見逃さないために (SNOOP)

S	S	N
Systemic symptoms/signs	**Systemic disease**	**Neurologic symptoms or signs**
全身性の症状・徴候 （発熱、筋痛、体重減少）	全身性疾患 （悪性疾患、AIDS）	神経学的症状や徴候
O	**O**	**P**
Onset sudden	**Onset after age 40 years**	**Pattern change**
突然の発症（雷鳴頭痛）	40歳以降の発症	パターンの変化 （頭痛発作間隔が次第に狭くなる進行性の頭痛、頭痛の種類の変化）

（文献2より作成）

問診しよう

 （バイタルサインは問題なしと）今日はどうしました？

 なんだか頭痛くて……

 （ちょっとつらそうだな）痛みは少しよくなっているのですね？

 はい。家では痛みが強くて……

 痛みはまったく痛くないのをゼロ、最も痛いのを10としてどの程度でしょうか？

 んん……今は4ぐらい

 家では8とか9とかありましたか？

 そうですね

 気持ち悪さもありますか？

 はい

 吐いてはいないですか？

 1回家で吐いて少し楽になりましたけど、今も気持ち悪いです

 そうですか……（痛みの程度からは黄色？　原因はなんだろう？　クモ膜下出血みたいなこわい頭痛の印象を受けないけれど……）

 （痛みの問診では発症様式が一番大切だったな）何をしているときに痛みを感じたのですか？

 家で洗濯物を干してたら痛くなって、ちょっと動けなかったです

 （ドキ！）それは痛みのせいですか？

 はい、気を失いそうになって、ソファに横になりました

 なるほど（突然発症っぽいし、痛みも強いからこれは早めに……）

医師へ診察を依頼

 クモ膜下出血疑いの頭痛の患者さん、お願いします！

 え？　はい！　わかりました
研修医

 歩いて来院されたのですが、前失神を伴う強い痛みの頭痛なので早めに診てもらうとよいと思います

医師の診察中

バイタルサインは……、普段の血圧はどの程度ですか？

職場で測っていますが、だいたい110mmHg ぐらいです

少し高めですね。痛みが出たとき何をしていたかもう一度教えてください

洗濯物をハンガーにかけて、引っ掛けようと思ったら突然痛くなって立っていられなくなりました

なるほど。その痛み方はきちんと調べるのがよさそうですので、頭の CT を撮りましょう

ストレッチャーに寝てもらうので、ルート採血お願いします。その後で頭部CT に一緒に行くので

先輩 Ns.
任せて！

最終診断：クモ膜下出血

振り返り

いやぁ、歩いてきたクモ膜下出血の患者さんは初めて経験しました

私もです。発症様式や家での痛みが強かったのでまさかとは思いましたが……

研修医
頭部 CT はオーダーしても、結果にドキッとしそう……

坂本 Dr.
見た目だけでなく、発症時の状況をきちんと把握してトリアージしたのはすばらしいですね。クモ膜下出血の典型例は人生最悪の頭痛や重度の意識障害ですが、来院時には症状が強くないことや意識消失（特に失神）を主訴に来院することもあるからね。とにかく痛みを訴える患者さんは発症時の状況をきちんと確認することだね。歩いて来院した頭痛の患者さんに全員頭部 CT を撮影するのは、それはそれで問題だし、そもそもそんなことをしていたらクリニックなどで CT 撮影できなかったら診療できなくなっちゃうからね

確かに……頭部 CT の適応を理解していないとダメか……

頭部 CT を撮れない場合はどうしたらよいのだろう……

引き続き頼むわね！

はい！

トリアージポイント
二次性頭痛を見逃すな！

　頭痛は片頭痛、緊張型頭痛に代表される一次性頭痛、クモ膜下出血や髄膜炎などの二次性頭痛に大別されます。前述した SNOOP から特に重要な 5 つの項目をピックアップするので頭に入れておきましょう。

☑ ①バイタルサインの異常： 普段と比較し、わずかな意識障害を見逃さない！

　頭痛を主訴に来院したwalk-in患者さんでは、バイタルサインが大きく崩れていることはありません。クモ膜下出血や細菌性髄膜炎といった重篤な疾患は頭痛の代表的疾患ではありますが、意識障害やショックなどを伴う場合には、walk-inではなく救急車で搬送されてくることが多いでしょう。

　発熱を伴う場合には、JTASでは【赤】となっています。これは細菌性髄膜炎を念頭にレベルを設定しているのだと思いますが、頻度からするとインフルエンザなどのウイルス感染症による頭痛＋発熱が圧倒的に多く、発熱のみで【赤】とするのは現実的ではありません。

　それではどこに注目してトリアージを行えばよいのでしょうか。それはズバリ、「普段との違い」です。

①意識が普段と比較するとやや悪い

　クモ膜下出血などの頭蓋内疾患を疑う1つの根拠となります。また、SIRSを伴う場合には細菌性髄膜炎かもしれません。意識状態は、家族や施設職員、職場の方など、普段の状態を把握している人に問い、「いつもと違う」状態を見逃さないようにしてください（case10「意識障害」参照）。

②呼吸が普段と比較するとやや速い

　頭痛患者の呼吸が速い場合には髄膜炎を含む感染症をまずは考えますが、一酸化炭素中毒も忘れないようにしましょう（コラム①「一酸化炭素中毒」参照）。

③脈拍が普段と比較するとやや速い

　痛みや発熱に伴うものかもしれませんが、カフェイン中毒も忘れないようにしましょう（コラム②「カフェイン中毒」参照）。

☑ ②突然発症：痛みの発症が明確な場合には要注意！

　突然発症の頭痛はJTASでも【赤】となっているため、これは誰もが納得のキーワードだと思います。しかし、発症様式を意識して問診しなければ適切なトリアージを行うことはできません。

　皆さん想像してみてください。トリアージしに行ったら、意外とケロッとしていてバイタルサインはおおむね安定している。そのような患者さんに対して発症様式をきちんと評価できるでしょうか。「大丈夫そうだな」といったファーストインプレッションから確認し忘れてはいないでしょうか。また、時には来院時には痛みがほぼゼロとなって

いるクモ膜下出血症例も経験します。しつこいようですが、とにかく発症時の状況を確認し、突然発症の場合にはマズいのだという強い意識をもってトリアージをするようにしてください。

失神も突然発症のサインでしたね。意識消失を伴うクモ膜下出血も少なくなく、10%は失神を主訴に来院するため要注意です。突然発症以外に、最悪（人生最悪の頭痛）、増悪（だんだん強くなる頭痛）は危険なサインなので合わせておさえておきましょう。これら3つをすべて満たさない頭痛は問題ないことがほとんどです[3]。

☑ ③外傷歴の有無

転んだ、ぶつけたなどの病歴が初めからとれていることが多いですが、患者さん自身

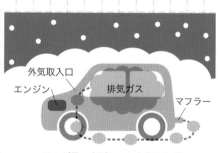

が訴えられない場合や、以前の転倒歴を忘れていることも少なくありません。JTASでは頭痛【404】には外傷の記載はありません（頭部外傷【407】は存在しますが）ので、こちらから疑って確認する必要があります。特に高齢者では筋力の低下やポリファーマシーの影響で転倒歴があることが少なくありませんので要注意です。外傷が疑われたらどうするか、それはcase14「頭部外傷」で学んでください。

☑ ④頭蓋内疾患以外も意識してトリアージを！

　表1を見ればわかる通り、頭痛の原因が頭蓋内疾患とはかぎりません。緑内障、副鼻腔炎、一酸化炭素中毒、カフェイン中毒、睡眠時無呼吸症候群などなど鑑別すべき疾患はたくさんあります。

　トリアージの場面では、患者背景に応じて、緊急度の高い疾患の特徴的な所見（High Yieldなサイン）をおさえ確認すればよいでしょう。緑内障であれば視力、眼の疼痛、充血の有無（緑内障を疑う場合にはJTASは【赤】）、巨細胞性動脈炎であれば側頭動脈の圧痛の有無（1分1秒を争うわけではありませんが、不可逆的な視力障害を起こすリスクのある疾患なのできちんと所見を確認する必要があります）、帯状疱疹であれば髪を掻き分け皮疹の有無を直視（緊急性はありませんが、鑑別に挙げ確認しなければ見逃しかねません）し確認するとよいでしょう（コラム③「巨細胞性動脈炎」、コラム④「帯状疱疹」参照）。

☑ ⑤片頭痛か否か：定義・典型的な症状を理解しよう！

　外来を受診する頭痛患者のうち、片頭痛の占める割合は高く、救急外来でも出会う頻度が比較的高い疾患です。しかし、片頭痛を正しく理解していなければ「片頭痛だろう」と判断しアンダートリアージしてしまうことがあるのも事実です。

　片頭痛と診断するためには、2つの満たすべき条件があります。それが、二次性頭痛を除外すること、そして繰り返していることです。つまり、初診の頭痛を片頭痛らしいからとその場で判断してしまうのはちょっと危険なわけです。

　典型的な片頭痛は、女性に多く、発症のピークは20歳前後で高齢者ではまれです。症状は、POUND（表3）[4]の5項目が有名ですが、これは急性発症や初発の患者さんに利用するものではなく、片頭痛の満たすべき繰り返しているという条件をクリアした人に使用するものです。片頭痛らしくない所見（表4）[5, 6]に該当する場合には、たとえPOUNDから「らしかった」としても、本当に片頭痛かという目線でトリアージする必要があります。

表 3　片頭痛らしいか否か (POUND)

P **Pulsating**	O **hOur duration**	U **Unilateral**	N **Nausea and vomiting**	D **Disabling**
拍動性	持続時間（4〜72 時間）	片側性	嘔気・嘔吐	日常的な生活の障害

（文献 4 より作成）

表 4　片頭痛らしくない所見

1 初発 or 最悪の頭痛	6 50 歳以降の新たな頭痛
2 パターンや頻度、重症度の変化のある頭痛	7 がんまたは HIV 感染患者の新たな頭痛
3 新しい or 原因不明の神経症状や徴候がある頭痛	8 発熱、項部硬直、乳頭浮腫、認知障害、人格変化などの症状を伴う頭痛
4 いつも同じ側の頭痛	
5 治療に反応しない頭痛	

（文献 5、6 より作成）

column

③巨細胞性動脈炎

　高齢者の初発の頭痛では必ず鑑別に挙げましょう。リウマチ性多発筋痛症と合併することもあるため、頭痛に加えて全身が痛いと訴える場合にも注意です。側頭動脈の圧痛の有無を確認してください。治療のタイミングを逃すと虚血性視神経症による不可逆的な視力障害を起こすため注意が必要な疾患です。

column

④帯状疱疹

　救急外来でも出会う頻度の高い疾患ですね。胸痛や腹痛で来院することが多いですが、頭や首、四肢などどこでも起こりえます。痛みのみで皮疹が出現する前に来院することもあるため、診断に悩むこともありますが、明らかな皮疹を認めれば診断は容易です。巨細胞性動脈炎もそうですが、痛む部位を必ず直視し確認するようにしましょう。髪の毛を掻き分けるとそこに……。

column

⑤脳卒中でも心電図異常？

胸痛患者では来院後10分以内に心電図を確認します（覚えていますね？）。明らかなST上昇を認める場合には心筋梗塞（まれに大動脈解離など）として対応します。トリアージは【赤】としてすぐに診察です。

しかし、STの変化があるからといって必ずしも心筋梗塞とはかぎらないのです。胸痛患者でST変化があれば【赤】でOKですが、何らかの理由で実施した心電図変化でST変化が認められる場合には、原則として主訴に準じた対応が必要です。

呼吸困難や嘔気・嘔吐、前失神・失神、冷や汗、めまいなど心筋梗塞が示唆される主訴（case02「胸痛」コラム②「急性冠症候群を疑うサイン」参照）であれば胸痛と同様に対応しますが、頭痛の場合にはどうでしょうか？ 実は心臓と脳は密に連携していて、一方の臓器が障害を受けると、もう一方の臓器も機能低下に陥ってしまうのです[7]。脳卒中（脳梗塞、脳出血、クモ膜下出血）患者ではうっ血性心不全やたこつぼ型心筋症、心房細動などを合併し心電図異常を来すことがあるのです。実際にクモ膜下出血の患者の多くは何らかの心電図変化を来すことが知られていて、STの変化を認めることも少なくありません[8]。検査結果は検査前確率（ある疾患を想定して検査を行う前に、どれくらいその疾患の可能性があるかという確率）に依存するため、必ず患者の訴えや身体所見に重きを置き解釈する必要があるのです。

一歩上のトリアージ

1 バイタルサインは普段と比較することを大切に！

2 発症様式、発症時の痛みに重きを置いてトリアージを！

3 頭蓋内疾患以外も意識してトリアージを！

4 片頭痛の定義、典型的所見を知りアンダートリアージを防ごう！

引用・参考文献

1) 日本頭痛学会. 国際頭痛分類第3版（ICHD-3）日本語版. https://www.jhsnet.net/kokusai_new_2019.html
2) Dodick, DW. Clinical clues (primary/secondary). The 14th Migraine Trust International symposium. London, 2002.
3) Basugi, A. et al. Usefulness of Three Simple Questions to Detect Red Flag Headaches in Outpatient Settings. 日本頭痛学会誌. 33 (1), 2006, 30-3.
4) Detsky, ME. et al. Does this patient with headache have a migraine or need neuroimaging?. JAMA. 296 (10), 2006, 1274-83.
5) Kumar, KL. et al. Headaches. Med Clin North Am. 79 (2), 1995, 261-86.
6) Evans, RW. Diagnostic testing for migraine and other primary headaches. Neurol Clin. 27 (2), 2009, 393-415.
7) Doehner, W. et al. Heart and brain interaction in patients with heart failure:overview and proposal for a taxonomy. A position paper from the Study Group on Heart and Brain Interaction of the Heart Failure Association. Eur J Heart Fail. 20 (2), 2018, 199-215.
8) Chatterjee, S. ECG Changes in Subarachnoid Haemorrhage: A Synopsis. Neth Heart J. 19 (1), 2011, 31-4.

CASE 04 腰背部痛

症 例

| 年齢 | 74歳 | 性別 | 男性 | 症状 | 腰痛。昨日近くの整形外科を受診しX線検査では異常がないと言われたが、痛み止めが効かない |

☑ **Vital signs** (トリアージ時)

意識清明　血圧：128/77mmHg　脈拍：95 回 / 分　呼吸数：16 回 / 分

SpO₂：96%　体温：36.9℃　瞳孔：3/3.5 ＋ / ＋　痛みの程度：VAS 6/10

トリアージしてみよう

☑ JTAS：【551】腰背部痛／【552】腰背部・脊椎外傷

　今回の症例を JTAS（図 1、図 2）に当てはめてみると、現時点では急性深在性の中等度の痛みで、qSOFA や SIRS は満たさず【黄】トリアージとなりそうです。しかし、それほどつらそうに見えないし、X 線検査で異常がないことを考えるとバイタルサインも安定しているので【緑】でもよいのか。それとも？

ヒント：
Emergency Doctor's eye

☑ 腰背部痛の鑑別疾患

腰背部痛と聞いて、どのような疾患が思い浮かぶでしょうか。

　JTAS を見ると、外傷に伴うものか否かによって入り口が異なることがわかります。高齢者が転倒後に腰痛を主訴に来院したら圧迫骨折を考えますよね。また高所からの転落や比較的強い力で腹部を打撲したなどの病歴があれば、骨折に加えて肝臓や脾臓、腎臓などの臓器損傷も鑑別に挙げて対応する必要があります。そのため、まずはバイタルサインの確認とともに受傷機転（いつ、どこで、どのように受傷したか）を確認し、外傷が関与しているか判断するとよいでしょう。

　腰背部痛の代表的な原因で、外傷を伴わないものをまとめました（表 1）。具体的な

疾患を意識しつつ、危険なサインを見抜き適切にトリアージしていきましょう。

それでは今回もトリアージの事例から考えていきましょう。

coeding system **JACRS**	code	**551　腰背部痛**

		成人：第1段階
1	バイタルサイン	**1** 重度呼吸障害
		1 ショック
		1 意識障害（高度）（GCS 3-8）
2	神経障害±直腸膀胱障害	**2** 中等度呼吸障害
		2 循環動態不安定
2	バイタルサイン、 深在性疼痛（急性強度）	**2** 意識障害（中等度）（GCS 9-13）
		2 発熱、免疫不全
		2 敗血症疑い（SIRS 診断基準または quick SOFA の2項目以上を満たす）
3	バイタルサイン、深在性疼痛 （急性中等度、慢性強度）	**3** 軽度呼吸障害
		3 脈拍・血圧の異常値（循環動態は安定）
		3 発熱（具合悪そう）、SIRS 診断基準の2項目未満
4	バイタルサイン、深在性疼痛 （急性軽度、慢性中等度）	**4** 発熱（具合良さそう）、SIRS 診断基準の発熱のみ陽性
		成人：第2段階
5	腰背部痛	**2** 急性深在性の強い痛み（8-10）
		3 急性深在性の中等度の痛み（4-7）
		3 慢性深在性の強い痛み（8-10）
		4 急性深在性の弱い痛み（＜4）
		4 慢性深在性の中等度の痛み（4-7）
		5 慢性深在性の弱い痛み（＜4）

図1　JTAS2017：腰背部痛［成人 症候リスト］

（出典：JTAS2017）

coeding system **JACRS**	code	**552　腰背部・脊椎外傷**

		成人：第1段階
1	バイタルサイン	**1** 重度呼吸障害
		1 ショック
		1 意識障害（高度）（GCS 3-8）
2	神経障害±直腸膀胱障害	**2** 中等度呼吸障害
		2 循環動態不安定
		2 意識障害（中等度）（GCS 9-13）
2	バイタルサイン、 深在性疼痛（急性強度）、 出血性素因、受傷機転	**2** 発熱、免疫不全
		2 敗血症疑い（SIRS 診断基準または quick SOFA の2項目以上を満たす）
		3 軽度呼吸障害
3	バイタルサイン、 深在性疼痛（急性中等度）、 出血性素因	**3** 脈拍・血圧の異常値（循環動態は安定）
		3 発熱（具合悪そう）、SIRS 診断基準の2項目未満
		4 発熱（具合良さそう）、SIRS 診断基準の発熱のみ陽性
4	腰背部・脊椎外傷、軽度の深在 性疼痛	**成人：第2段階**
		2 急性深在性の強い痛み（8-10）
		2 出血性素因（生命または四肢を失う恐れのある出血）
		2 高リスク受傷機転
		3 急性深在性の中等度の痛み（4-7）
		3 出血性素因（中等度・軽度の出血）
		4 急性深在性の弱い痛み（＜4）

図2　JTAS2017：腰背部・脊椎外傷［成人 症候リスト］

（出典：JTAS2017）

表1　腰背部痛の鑑別疾患

心血管系	外傷系	脊髄圧迫・馬尾症候群系	その他
急性冠症候群	腎損傷	がんの骨転移	肺炎
急性大動脈解離	脾損傷	腰椎椎間板ヘルニア	腎盂腎炎
腹部大動脈瘤（切迫）破裂	肝損傷	化膿性脊椎炎	胆嚢炎・胆管炎（胆石・総胆管結石）
腎梗塞	圧迫骨折	脊柱管狭窄症	膵炎
脾梗塞	肋骨骨折	硬膜外膿瘍	尿管結石
			帯状疱疹 など

問診しよう

（バイタルサインは問題なしと）今日はどうしました？

腰が痛くてさ、これ（痛み止め）飲んでもあまり効かなくて

痛みは何をしているときに始まったのですか？ 転んだりぶつけたりはないですか？

いや、転んだりはないよ。特にこれといったことはしてないと思うけど……

痛みは突然始まったのですか？

んん、4、5日前から痛くて週末は様子みてたんだけど、よくならないから昨日形成？ 整形？ 行ったんだよ

なるほど。じっとしていても痛いですか？

痛いね。こうしてても（座りながら背中をさすっている）、ここらがずーんといった感じで痛むね

整形外科ではレントゲンを撮って、問題ないと言われたのですか？

そうだね。骨は大丈夫って言われてロキソニン®？ と胃薬もらったよ。若干よくなったようにも思ったけど、今日も痛くてどうしようもなくてね

食事は食べてます？ あと便や尿はきちんと出てますか？

食欲はないね。まぁちょっとは食べてるけど。トイレはまぁあんま変わらないかな

そうですか……（6/10程度の痛みだから【黄】か、でも熱もないしバイタルサインも問題ないから【緑】にしてよいか、どうするべきか……）

医師へ診察を依頼

74歳男性の腰痛です。痛がってはいるのですがあまり重篤感はなくて【緑】でもよいかとは思ったのですが……

外傷ではないんですよね？

そうですね。突然発症でもないですし

わかりました。次に診察しますね

医師の診察中

 （確かに重篤感はそれほどないな、バイタルサインもおおむね問題なしと）腰が痛いのですね。どのあたりですか？ 動かなくても痛いですか？

 このあたり（胸腰椎移行部やや下あたり）かな。ずっと痛いよ。動くときはさらに痛いけど。食欲もなんかなくてかったるいしね

 少し叩きますよ。これは響きますか？

 あ、そこ痛いね

 痛み止めは1日数回使っていますか？

 1日3回使っていいって言われたから食後に飲んでるよ。あれ飲まないと熱っぽくなるし

 （年齢に加えて安静時痛、発熱などが少なくとも red flags に該当するな）わかりました。痛み止めのみでは改善が見込めない原因があるかもしれませんから精査していきましょう

最終診断：化膿性脊椎炎

振り返り

 腰痛の多くは非特異的腰痛（いわゆる急性腰痛症）ですが、やはり注意が必要ですね

 あんまり重症感なかったんですけどね

 「Red flags」は意識するけれど、救急外来だから、鎮痛薬で楽になれば精査は外来でって言っちゃいそうだけど

研修医

なぁ……

 今回のトリアージは悩んだようですね。腰痛は非常に頻度の高い症候ですよね。尻もちをついたなど明らかな受傷機転がわかっていれば、比較的重症度の判断はしやすいと思いますが、今回のように外傷歴がない場合には悩みますよね。まず高齢者の腰痛なので、具体的な鑑別疾患を頭に入れて、そのサインがないかをざっくり評価することがポイントとなります。ちなみに来院時に発熱は認めていませんでしたが、それはなぜだかわかりますか？

坂本 Dr.

 後でカルテをみて気づきました。ロキソニン®（NSAIDs）を内服していたからですね

 おそらくそうですね。痛みを訴える患者さんは NSAIDs やアセトアミノフェンを自身の判断で内服していることもあるため、このあたりもトリアージでさくっと聞き取れるとよいと思います。ちなみに、発熱を認めなくても感染症が原因のことは多々ありますからね。その場合は重篤なことが多い……これはまたどこかで取り上げましょう（case18「発熱」参照）

 内服薬は根こそぎチェックですね

 化膿性脊椎炎ってそんなに焦る必要ないですよね？【緑】ではダメですか？

 重症度と緊急度の違いですね。重要な点です。確かに1分1秒を争う病態ではないため焦らなくてもよいですが、患者さんが中等度以上の痛みがあって困っているわけだから、ここはあえてトリアージレベルを下げる必要はないでしょう

腰背部痛では外傷以外の原因も忘れずにトリアージを！

☑ ①発症様式をチェック

　発症様式（onset）が重要ということは繰り返し述べていますが、腰背部痛に関しても同様です。腰背部痛の鑑別疾患（表1）を見るとわかりますが、心血管系の病気は突然または急性発症です。圧迫骨折のように尻もちをついたなどの病歴がない状態で、急に痛みを生じた場合には心血管系疾患を意識しながら対応する必要があります。

　突然発症の腰背部痛では尿管結石であることも多いのですが、その場合にも注意すべきことがあります。わかりますか？（④で後述）

☑ ② qSOFA の1項目でも満たしていたら要注意

　発熱は腰背部痛の red flags（表2）に含まれていますが、そのほかのバイタルサインで注目すべき項目は何でしょうか。JTAS では qSOFA（表3）の2項目以上を満たす場合には【赤】、SIRS の2項目以上を満たす場合には【黄】となっていますが、もう少しシンプルに覚えておきましょう。qSOFA の3項目のうち、1つでも満たしたら要注意、【黄】以上と考えておくとよいでしょう。「発熱を認め、それに見合う頻脈を認めるものの qSOFA をどれも満たさない場合」と「発熱は認めないものの呼吸数が早い、軽度でも意識障害を認める場合」には、後者の方が重篤なことが多いと思います。血圧が低ければマズいというのは、数値として客観視しやすくわかりやすいのであまり問題にならないのに対して、意識や呼吸は混沌とした救急外来では注意深く対応しなければ軽視してしまいますからね。

☑ ③安静時に痛みがあったら要注意

　圧迫骨折など外傷契機の痛みであれば、通常は安静時には痛みは落ち着いています。完全にゼロということはないかもしれませんが、体動時に痛みが増悪し、それがつらいということで来院することがほとんどです。

　圧迫骨折であれば転倒など外傷の病歴を聞けばそれで判断可能かというと、臨床はそんなに甘くありません。高齢者、特に女性は、尻もちをついたなどの明らかな受傷機転がなくても圧迫骨折を認めることがあります。椅子にドカッと座った、洗濯物を干そうと上を向いて背筋を伸ばしたなど、思わぬところで折れてしまうことがあるのです。そのため、病歴を聴取することは大切ですが、それとともに「安静時には軽快、体動時に痛みが増強する」という病歴をキャッチすることが重要なのです。

表2　重篤な脊椎疾患（腫瘍、感染、骨折など）の合併を疑うべき red flags（危険信号）

1. 発症年齢＜20歳　または＞55歳
2. 時間や活動性に関係のない腰痛
3. 胸部痛
4. がん、ステロイド治療、HIV感染の既往
5. 栄養不良
6. 体重減少
7. 広範囲に及ぶ神経症状
8. 構築性脊柱変形
9. 発熱

（文献1より転載）

表3　qSOFA

項目	点数
収縮期血圧 100mmHg 以下	1
呼吸数 22 回 / 分以上	1
意識障害（GCS ＜ 15）	1

2点以上あれば敗血症の疑い

CASE
04
腰背部痛

☑ ④本当に尿管結石？　患者背景を意識して正しく対応しよう！

　救急外来で尿管結石の患者に出会う頻度は非常に高く、皆さんも経験があると思います。大の大人が痛みが強く、和らぐ姿勢を探すもののなかなか見つからずのたうち回っているのが典型的です。親指で腎臓あたりをグッと押しているとより「らしい」ですね。

　ここで重要となるのは、尿管結石と思っても、必ず除外する疾患が存在するということを頭に入れておくことです。その代表疾患が腹部大動脈瘤破裂です[2]。破裂し、止血がなされなければ、病院前に不幸な転帰をたどることが多いですが、なかには破裂しても後腹膜に穿破することで一時的に被覆されて止血されていることがあり、walk-in で来院することもあります。

　腹部大動脈瘤破裂の典型的な症状、所見は腹痛や失神、拍動性腫瘤の触知ですが、あたかも尿管結石かのように側腹部から背部の痛みを訴え、血尿を認めることもあります。そのため発症様式や患者背景から否定できなければ、安易に尿管結石だろうと判断しない方がよいのです。

　尿管結石既往のある30〜40歳代の男性が、以前と同様の痛みで来院した場合には尿管結石らしいですが、「50歳以上＋高血圧＋喫煙者」が「初発の尿管結石らしい痛み」で来院した場合には、必ず腹部大動脈瘤（切迫）破裂を考えるようにしましょう。

☑ ⑤ X 線検査の限界を理解して判断を！

　腰背部痛の患者さん、特に圧迫骨折疑いの患者さんに対してX線検査はどの程度効果的なのでしょうか。今回の症例の患者さんも前医でX線撮影し特別異常は指摘されていませんが、これをもって圧迫骨折は否定的と考えてよいのでしょうか。

　X線検査は、身体所見と見合う椎体の圧迫所見が認められればそれは「らしい」と判

Emer-Log 2022 春季増刊　53

断して問題ありませんが、骨折所見が認められていたとしてもそれがいつのものかを確実に評価するのは困難です。また、新鮮圧迫骨折であっても約半数はわからないのです[3,4]。X線検査で異常を指摘されなかったとしても、骨折がないとは急性期には判断ができないと覚えておきましょう。MRIを撮影すれば骨折かどうかわかりますが、MRIはどこでもすぐに撮影できるわけではありません。

そのほか、麻痺などの神経脱落症状を伴う場合にもトリアージに関わります（case17「四肢の脱力（麻痺）」参照）。

一歩上のトリアージ

1 突然発症、安静時痛の腰背部痛は要注意！

2 バイタルサインはやっぱり大切。呼吸数、意識状態も評価を！

3 尿管結石？ と思ったら腹部大動脈瘤（切迫）破裂の可能性も考え、患者背景を忘れずに評価せよ！

---

column

悪性腫瘍の関与を忘れずに！

骨転移しやすい悪性腫瘍を覚えておきましょう。「PB-KTL（Pb-kettle、鉛のやかん）」と覚えるのが有名ですね（表4）[5]。男性では前立腺がんと肺がん、女性では乳がんと肺がんが多く、そのほか20%の原発巣が

男女ともに腎臓、甲状腺、消化管です。

多発性骨髄腫も約30%は原発がんが診断される前に、骨転移の症状で受診します。高齢者、複数の椎体骨折、通常では珍しい部位（上位胸椎など）の骨折では悪性腫瘍の関与を忘れないようにしましょう。

表4　骨転移しやすい悪性腫瘍（PB-KTL）

P prostate	B breast	K kidney	T thyroid	L lung
前立腺	乳房	腎臓	甲状腺	肺

（文献5より作成）

引用・参考文献

1）日本整形外科学会ほか監修．“腰痛患者が初診した場合に必要とされる診断の手順は”．腰痛診療ガイドライン2019改訂第2版．東京，南江堂，22-4.
2）Azhar, B. et al. Misdiagnosis of ruptured abdominal aortic aneurysm: systematic review and meta-analysis. J Endovasc Ther. 21 (4), 2014, 568-75.
3）Gehlbach, SH. et al. Recognition of vertebral fracture in a clinical setting. Osteoporos Int. 11 (7), 2000, 577-82.
4）Wick, M. et al. Osteoporotische Wirbelfrakturen beim alten Menschen: Wert der konventionellen Röntgendiagnostik - klinische und radiologische Ergebnisse nach Kyphoplastie [Osteoporotic vertebral fractures in the elderly: are conventional radiographs useful? - clinical and radiographic results after kyphoplasty]. Z Orthop Unfall. 148 (6), 2010, 641-5.
5）Papagelopoulos, PJ. et al. Advances and challenges in diagnosis and management of skeletal metastases. Orthopedics. 29 (7), 2006, 609-20.

CASE 05 咽頭痛

症例

年齢	32歳	性別	男性	症状	喉が痛い

☑ **Vital signs** (トリアージ時)

意識清明　血圧：117/71mmHg　脈拍：78回/分　呼吸数：20回/分

SpO$_2$：98%　体温：36.1℃　瞳孔：3.5/3.5 ＋/＋　痛みの程度：VAS 5/10

前傾姿勢

トリアージしてみよう

☑ JTAS：【103】咽頭痛

　今回の症例を JTAS（図1）に当てはめてみると、現時点では急性深在性の中等度の痛みで、qSOFA・SIRS は満たさず【黄】トリアージとなりそうです。酸素化も問題ないし、特記すべき基礎疾患のない若年男性なので【緑】で OK？ それともなんだかつらそうにもみえるからやっぱり急いだ方がいい？

ヒント：
Emergency Doctor's eye

☑ 咽頭痛の鑑別疾患

　「喉が痛い」という訴えからどのような疾患が思い浮かぶでしょうか？ 咽頭炎の頻度が高いですが、見逃してはいけない咽頭痛（killer sore throat）として、急性喉頭蓋炎、扁桃周囲膿瘍、咽後膿瘍、レミエール（Lemierre）症候群、口腔底蜂窩織炎（Ludwig angina）も頭に入れておきましょう（表1）。

　そして、喉の痛みだから咽頭周囲の問題かというとそんなことはありません。急性冠症候群や大動脈解離、クモ膜下出血の放散痛や関連痛ということもあります。そのほか、帯状疱疹、亜急性甲状腺炎、Crowned Dens Syndrome、石灰沈着性頸長筋腱炎、縦

隔気腫、食道異物なども時々経験します。たくさんあって大変と思うかもしれませんが、見るべきところをおさえておけば、緊急度・重症度の判断はそれほど難しくありません。今回もトリアージの事例から考えていきましょう。

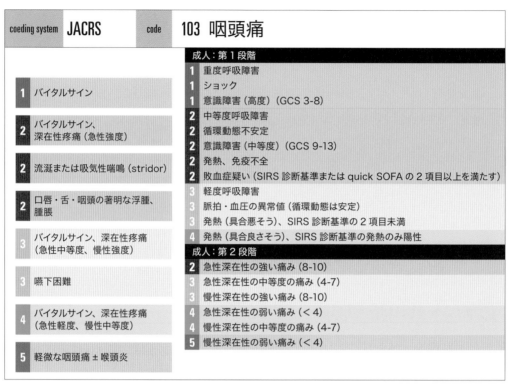

図1　JTAS2017：咽頭痛[成人 症候リスト]

（出典：JTAS2017）

表1　咽頭痛の鑑別疾患

頻度が高い疾患	見逃してはいけない咽頭痛 (killer sore throat)	心血管系	その他
溶連菌性咽頭炎	急性喉頭蓋炎	急性冠症候群	亜急性甲状腺炎
ウイルス性咽頭炎	扁桃周囲膿瘍	急性大動脈解離	Crowned Dens Syndrome
伝染性単核症	咽後膿瘍	頸動脈解離	石灰沈着性頸長筋腱炎
インフルエンザ	レミエール (Lemierre) 症候群	クモ膜下出血	縦隔気腫
COVID-19	口腔底蜂窩織炎 (Ludwig angina)	脊髄硬膜外血腫	帯状疱疹
その他の細菌性咽頭炎 （淋菌、クラミジア など）			食道異物
			破傷風
			アナフィラキシー など

問診しよう

 Ns. （バイタルサインは問題なしと）今日はどうしました？

 喉が痛くて……

 何をしているときに痛くなったのですか？

 2、3日前からなんだか喉が痛くなって……のど飴なめて様子を見ていたんですけど痛みがとれなくて……

 息苦しいですか？

 いや、こうしていると別に苦しくはないです

 唾を飲み込むと痛いですか？

 痛いですね

 喉の痛み以外に何か症状はありますか？

 いや、とにかく喉が痛いです

 わかりました（喉は痛そうだけど、バイタルサインは問題なくてSpO₂の低下もなし。突然発症でもないし、痛みの程度からは【黄】だけど、【緑】でもよさそうだなぁ……でもなんだかつらそうなんだよなぁ、やっぱり【黄】？）

先輩に相談

 喉の痛みを訴えている男性なんですが、なんだかつらそうなんですよねぇ

 先輩 Ns. バイタルサインはおおむね問題ない？ちょっと呼吸が速いわね。ちょっと一緒に見に行きましょう

 あ、はい。SpO₂は問題なくて、顔色も悪くはないのですが……

 あぁ、唾飲み込めないからティッシュに出しているわね。姿勢も前傾だし、これは早めに診てもらった方がいいわね

 え？はい。わかりました

医師へ診察を依頼

 喉の痛みを訴えている30歳代の男性、診察をお願いします

 バイタルは今のところ大丈夫だけど、急性喉頭蓋炎などを考えた方がいいと思うわ

 研修医 え？そんな感じですか、わかりました

医師の診察中

 （確かにつらそう……）喉、かなり痛みますか？

 はい

 （この姿勢は……）処置室へ移動してモニターを装着してください。私は坂本Dr.へ連絡します

 わかったわ

最終診断：急性喉頭蓋炎

 いやぁ、急性喉頭蓋炎、初めて診ました。こわい……

 あんまり重症感なかったんですけどね

 研修医 急性喉頭蓋炎はまず考えるべき疾患じゃない（常識よ！）

いやぁ自分でファイバーとかやる自信ないし不安です

 今回のトリアージでは「なんだかつらそう」ということに気づいたのがすばらしいですね

 バイタルサインは問題なさそうに思えたので焦る必要はないとはじめは思ったのですが、何か気になって……今考えると呼吸数や姿勢に違和感を感じたのだと思います

 そうですね。唾を飲み込めずにtripod position（顔を前に出し、両手をついている姿勢）でいる姿がマズいと気づくのが重要です。発症様式もきちんと聴取できていたのでよかった

ですよ。急に痛くなったのであれば心筋梗塞など血管病変も考えなければなりませんからね

 疑ったらモニターつけて臥位で安静にしていればよいのですか？

 重症患者の基本ね

 急性喉頭蓋炎では tripod position が楽な姿勢であり患者がそのようにしているため、あえて臥位とする必要はないですね。もちろんショック徴候にある場合にはそのかぎりではありませんが、バイタルサインが安定している場合には、楽な姿勢を維持しながらモニタリングすれば OK です。臥位で気道が閉塞してしまっては困りますからね

トリアージポイント
咽頭痛では、姿勢と嚥下と呼吸を瞬時にチェック！

☑ ①疑うサインを知り、SpO₂ にだまされない！

酸素化の低下や異常な呼吸を認める場合には、すぐに「マズい」と判断できると思いますが、本症例のように一見すると落ち着いていそうな場合には、緊急度を見誤りがちです。

気道（airway）の異常は 1 分 1 秒を争うため、SpO_2 ではなく呼吸数や呼吸様式で緊急度を判断する必要があります。たとえば、明らかに呼吸数が多い場合、吸気時に喘鳴（stridor）を認める場合、そしてとにかく喉を痛がり唾を飲み込めない場合は要注意です。特に stridor を聴取する場合には超緊急事態です。赤トリアージとしてすぐに対応するようにしましょう。このような場合には tripod position（図 2）となるのが典型例ですから、姿勢も意識しておきましょう。

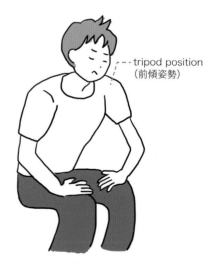

tripod position（前傾姿勢）

図 2　急性喉頭蓋炎の典型姿勢

☑ ②発症様式を意識し、血管病変を見逃さない！

喉が痛いと訴えていたのに実は心筋梗塞だった……こんなことが時々あります。心血管系疾患や重篤な疾患を見逃さないようにするためには、どうすればよいのでしょうか。

頻度の高い咽頭炎や伝染性単核症では通常発熱を伴うため、参考にはなりますが、鎮痛薬などの影響で発熱を認めないこともあるため、熱のあるなしで原因が咽頭炎などの感染症かは区別できるとはかぎりません。

重要なのは発症様式（onset）です。感染症は通常は数時間以上の経過をかけて悪化します。まったく問題なかったのに数十分以内に喉が痛くなる、ましては突然喉が痛くなる場合には感染症らしくありません。発症時間が明確に確認できるような病歴の場合には、心血管系疾患を忘れずに鑑別しましょう。アナフィラキシーによる気道浮腫も忘れずに。

一歩上のトリアージ

1 SpO$_2$ が正常でも安心しない。呼吸様式、姿勢に注目し緊急度の判断を！

2 発症様式はやはり大切！ 急性発症の咽頭痛は危険な疾患を意識しよう！

四肢痛

CASE 06

四肢痛

症　例					
年齢	46歳	性別	男性	症状	左足が痛い

☑ **Vital signs**（トリアージ時）

意識清明　血圧：112/51mmHg　脈拍：128 回 / 分　呼吸数：28 回 / 分　SpO₂：96%

体温：36.9℃　痛みの程度：VAS 7/10

トリアージしてみよう

☑ JTAS：【555】下肢痛

　今回の症例を JTAS（図 1）に当てはめてみると、現時点では急性浅在性の中等度の痛みで、qSOFA は呼吸数の 1 項目ですが、SIRS は脈拍と呼吸数の 2 項目を満たし【赤】トリアージとなりそうです。しかし、皮膚症状は蜂窩織炎の際によく見るような所見。さすがに【赤】はやりすぎ？ それともやっぱり急いだ方がよい？

＊ JTAS では【554】上肢痛も同様の評価基準です。一般的に四肢の非外傷性の痛みでは下肢が多いため、今回は下肢痛の症例を説明しますが、上肢痛も考え方は同様です。

ヒント：
Emergency Doctor's eye

☑ 四肢痛の鑑別疾患

　「足が痛い」「腕が痛い」原因は何でしょうか？ 頭痛、胸痛、腹痛の鑑別は多岐にわたります。しかし、四肢の痛みの原因はそれほど多くありません。下肢痛の鑑別疾患を表 1 に示します。ぶつけた、転んだなどの外傷歴があれば骨折や打撲、脱臼、靱帯損傷、捻挫は考えやすく、犬や猫に噛まれた、虫などに刺されたのであれば原因はわかりやすいですよね。

　外傷以外の原因による場合には、バイタルサインに加え、発症様式や痛みの程度、左

coeding system	**JACRS**	code	**555 下肢痛**

成人：第1段階

1 バイタルサイン	**1** 重度呼吸障害
	1 ショック
	1 意識障害（高度）（GCS 3-8）
2 バイタルサイン	**2** 中等度呼吸障害
	2 循環動態不安定
	2 意識障害（中等度）（GCS 9-13）
3 バイタルサイン、浅在性疼痛（急性強度）	**2** 発熱、免疫不全
	2 敗血症疑い（SIRS 診断基準または quick SOFA の 2 項目以上を満たす）
3 ギプス圧迫による神経血管障害	**3** 軽度呼吸障害
	3 脈拍・血圧の異常値（循環動態は安定）
	3 発熱（具合悪そう）、SIRS 診断基準の 2 項目未満
4 バイタルサイン、浅在性疼痛（急性中等度、慢性強度）	**4** 発熱（具合良さそう）、SIRS 診断基準の発熱のみ陽性

成人：第2段階

4 神経血管障害を伴わないギプスによる圧迫症状	**3** 急性浅在性の強い痛み（8-10）
	4 急性浅在性の中等度の痛み（4-7）
	4 慢性浅在性の強い痛み（8-10）
5 下肢の慢性の弱い痛み	**5** 急性浅在性の弱い痛み（＜4）
	5 慢性浅在性疼痛（＜8）

図1　JTAS2017：下肢痛［成人 症候リスト］

（出典：JTAS2017）

表1　下肢痛の鑑別疾患

非外傷性疾患	外傷性疾患（咬傷・刺傷含む）
皮膚軟部組織感染症（蜂窩織炎、壊死性筋膜炎）	大腿骨近位部などの骨折、脱臼
化膿性関節炎（主に膝）	前十字靱帯などの靱帯損傷
深部静脈血栓症	打撲、捻挫
急性下肢虚血	動物咬傷
帯状疱疹	虫などによる刺傷
痛風・偽痛風（主に膝）	その他
ベーカー膿疱破裂	

右差がポイントとなります。壊死性筋膜炎（壊死性軟部組織感染症）、急性下肢虚血など緊急性の高い疾患を見逃さないポイントを整理しておきましょう。

トリアージの事例から考えていきましょう。

問診しよう

（足が痛い、ぶつけたのかな？）今日はどうしました？

ここ（足を指して）が痛くて……

ちょっと見せてください。あぁ赤くなってますね。ぶつけたりしましたか？

いや、特にぶつけた記憶はないです

（バイタルは……脈も呼吸も速めだな）痛みは強いですか？

痛いね。なんか赤くないところまで痛い感じがします

何をしているときに痛くなりましたか？

何をしているとき？ いや、特に何も。昨日から何となく痛くて、今朝から痛みが強くなって……

なるほど（qSOFA は 2 項目満たすから【赤】？ 意識もしっかりしているし元気そうではあるけど……）

医師へ診察を依頼

足の痛みの患者さんですが、トリアージ【赤】か【黄】かで迷いまして……

（ほかの患者さんの処置中）
あ、ちょっと待ってください
（処置を終えて）
どんな患者さんですか？

皮膚所見から蜂窩織炎かなと思っているのですが、バイタルがこんな感じで……

あぁなるほど、（qSOFA 2 項目に該当し）敗血症らしいですね。触った感

じは左右差はないですか？

あ、患側しかみてないです。痛がっている左足は少し腫れてるなって感じで熱感もありました

わかりました。では、残りの処置をしたら診ますので

トリアージ中の患者さん、つらそうだからリカバリーのベッドに横になってもらうわね

え？ あ、はい

医師の診察中

（頻呼吸、頻脈が続いているな）痛みは強いですか？

先生、早く痛み止めとか使ってよ

すぐ対応しますね。ルート採血お願いします。アセリオも準備お願いします

OK、蜂窩織炎というより壊死性筋膜炎じゃない？

そうですねぇ。でも見た目の所見は水疱もないし、そんな感じじゃないですけどねぇ。とりあえず点滴して経過をみて判断でよいような。でもなんかつらそうだし……あ、坂本 Dr. ちょうどよいところに！

どうした？ あ、なるほど。これは壊死性筋膜炎考えないといけなそうな雰囲気ですね、（両下肢を触診しながら）このあたりも痛いですか？

痛いです……

最終診断：壊死性筋膜炎

....

振り返り

 いやぁ、蜂窩織炎だと思ってしまいました

 水疱とかなくて、紫斑もなかったですもんね

 ショックバイタルだったんでしょ？蜂窩織炎っぽくないじゃない！
研修医

 若いし、基礎疾患もない患者さんだったから……壊死性筋膜炎は鑑別には挙げたけど、診たことなかったし……

 今回はバイタルから【赤】と考えながらも、皮膚所見や患者さんの全身状態から悩んだようですね

 はい。【赤】かとも思ったのですが、見た目の皮膚所見が、高齢者でよく見

る蜂窩織炎と似ているように感じてしまって……

 「壊死性筋膜炎」の典型的な画像を調べると、派手な写真がたくさん出てくるので、明らかにそれとは違うなと思ってしまったのですが……

 そうだよね。そこは注意が必要だね。時間が経てば教科書にも載っているような典型的な所見になるけど、初期はなかなか見分けが難しいんだ。典型的な皮膚所見まで待っていては対応が遅れてしまうので、その前に判断できるポイントを整理しておこう

 トリアージではあれとあれでOKね？

 そうですね、シンプルにあれとあれで（笑）

トリアージポイント
下肢痛は皮膚所見ではなく、バイタル・痛みで判断を！

☑ ①皮膚所見でなく、バイタルサインで重症度の判断を！

　蜂窩織炎は救急外来で出会う頻度は高く、高齢者の片側性の足の痛みではまず考えます。通常の蜂窩織炎は下腿に赤みを伴い、同部位を触ると痛み、熱感があるといったものです。バイタルサインは熱に伴う頻脈は認めても、意識障害や頻呼吸を来すことは通常ありません。蜂窩織炎によって敗血症性ショックに陥ることもまれです。

　つまり、qSOFAを満たす場合やショック徴候を示す場合には、安易に蜂窩織炎と判断するのではなく、壊死性筋膜炎かもしれないと思い対応すべきなのです。水疱を伴うなど典型的な所見であれば見た目でマズいと判断できるかもしれませんが、そうでなくても「まぁ蜂窩織炎だろう」なんて安易に考えてはダメですよ。

☑ ②皮膚所見でなく、痛みの程度で重症度の判断を！

　患者さんが痛がっていたらやはり注意が必要です。蜂窩織炎も痛みを伴いますが、メチャクチャ痛がるということはまれでしょう。触れば痛いと思いますが、安静時にも強

い痛みを訴える場合には蜂窩織炎らしくありません。

☑ ③冷たかったら要注意！ 急性下肢虚血を見逃すな！

蜂窩織炎など感染症を伴う場合、同部位は熱感がありますが、そこに血流が乏しくなってしまうと当たり前ですが"冷たぁく"なります。患側と健側を同時に触り、明らかな左右差を伴う場合には要注意です。冷たくなっていたら、それは虚血が影響しているかもしれません。可能であれば足背動脈を触れるか否か確認しましょう。

表2　急性下肢虚血の特徴（6P）

①疼痛	pain
②蒼白	pallor
③麻痺	paralysis
④脈拍消失	pulselessness
⑤知覚鈍麻	paresthesia
⑥皮膚冷感	poikilothermia

急性下肢虚血（acute limb ischemia, ALI）は疼痛が初期症状のことが多く、閉塞部位は大腿動脈が最多です。早期の治療介入が必要となるため、疑った段階で急いで精査すべき疾患です。特徴的な所見は表2の通りです。

一歩上のトリアージ

1 皮膚所見だけでなくバイタルサイン、痛みを評価し、緊急度の判断を！

2 左右差を意識して触診し、冷たかったら要注意！

column

破傷風の予防も忘れずに！

外傷や咬傷の患者さんでは、創部の洗浄などの処置はもちろん大切ですが、破傷風の予防も忘れてはいけません。破傷風は現在でも年間100名程度発生していますが、予防接種がきちんとなされていれば100%防げる疾患です。「予防に勝る治療なし」、帰宅前に必ず予防接種歴を確認しましょう。基本的に高齢者は予防接種を受けられていないことが多いため、外傷・咬傷患者さんでは破傷風トキソイドなどの処置を施して帰宅することがほとんどです。

嘔吐・嘔気

症例

年齢	78歳	性別	女性	症状	気持ち悪い

☑ **Vital signs** (トリアージ時)

意識清明　血圧：121/95mmHg　脈拍：77回/分　呼吸数：20回/分　SpO₂：95%

体温：35.4℃

トリアージしてみよう

☑ JTAS：【257】嘔吐・嘔気

　今回の症例を JTAS（図1、図2）に当てはめてみると、発熱もなく、ほかのバイタルサインもおおむね安定しているため【緑】になりそうです。トリアージの段階で脱水の評価をするのは難しいことも多いですが、頻脈もなく、口渇感や明らかな皮膚の張り（ツルゴール）の低下が認められなければ、明らかな脱水はないといえるでしょう。さぁ本当に【緑】でよい？この時点で確認すべきことは？

ヒント：
Emergency Doctor's eye

☑ 嘔吐・嘔気の鑑別疾患

　気持ちが悪い、げぇげぇ吐いてしまった、このような主訴で来院した患者さんの原因は何でしょうか？嘔吐・嘔気の原因は腹痛と同様に数多く存在し、必ずしも消化器疾患とはかぎらないことに注意が必要です。皆さんも緊張しすぎて気分が悪くなったり、乗り物酔いで気持ち悪くなったりした経験ありますよね。片頭痛持ちで頭痛を認めるときはいつも気持ち悪くなる、そんな経験がある人もいるでしょう。頻度として高いのは胃腸炎ではありますが、胃腸炎はまた誤診の王様であり、「胃腸炎だと思ったら○○（重篤な疾患）だった」という事例は決して少なくありません。

coeding system	JACRS	code	257 嘔吐・嘔気

		成人：第1段階
1	バイタルサイン、重度の脱水症	**1** 重度呼吸障害
		1 ショック
		1 意識障害（高度）（GCS 3-8）
2	活動性の多量吐血	**2** 中等度呼吸障害
		2 循環動態不安定
2	バイタルサイン、中等度の脱水症	**2** 意識障害（中等度）（GCS 9-13）
		2 発熱、免疫不全
		2 敗血症疑い（SIRS 診断基準または quick SOFA の 2 項目以上を満たす）
3	コーヒー残渣様吐物・下血	**3** 軽度呼吸障害
		3 脈拍・血圧の異常値（循環動態は安定）
3	バイタルサイン、軽度の脱水症	**3** 発熱（具合悪そう）、SIRS 診断基準の 2 項目未満
		4 発熱（具合良さそう）、SIRS 診断基準の発熱のみ陽性
4	バイタルサイン、脱水の可能性	脱水症の定義を参照する
5	慢性的な嘔吐・嘔気、バイタルサイン正常	出血性素因のある患者にコーヒー残渣様の吐物・下血を認めた場合は「吐血」の項目を参照

図1　JTAS2017：嘔吐・嘔気 [成人 症候リスト]

（出典：JTAS2017）

成人：脱水症

JTAS レベル	成人：脱水症の重症度
1	重度の脱水症：典型的な脱水症の徴候を伴う著明な体液喪失およびショックの徴候・症状を認めるもの
2	中等度の脱水症：粘膜の乾燥・頻脈、皮膚の張り（ツルゴール）の減少・尿量減少を認めるもの
3	軽度の脱水症：口渇感の増大と濃縮尿の症状があり、水分摂取量の減少または体液喪失の増加またはその両者の病歴を認めるが、バイタルサインは正常であるもの
4	潜在的な脱水症：脱水症状は認めないが、体液喪失が進行する原因となるものが存在する。または経口水分摂取が困難であるもの

図2　JTAS2017：成人：脱水症 [成人 症候リスト]

（出典：JTAS2017）

表1　胃腸炎の鑑別疾患

急性冠症候群	クモ膜下出血	髄膜炎
虫垂炎	電撃性紫斑病	妊娠 / 異所性妊娠
胆管炎、膵炎	腸閉塞	薬剤の副作用
薬物乱用、中毒（覚醒剤、アルコールなど）	アナフィラキシー など	

＊正確なデータは不明だが、それぞれ報告 or 経験あり

（文献1より作成）

　表1は私が今までに初診時に胃腸炎と判断されたものの、その後診断が覆った代表的な疾患をまとめたものです。消化器疾患だけでなく、心疾患や頭蓋内疾患、さらには薬剤性など多岐にわたることがわかります。クモ膜下出血であれば頭痛があるのではないか、虫垂炎であれば右下腹部痛が存在するのではないか、アナフィラキシーであれば皮疹があるのではないか、そう思う人もいるかもしれませんが、患者さんは今まさにつらい症状を訴えるものです。頭痛や腹痛や皮疹を認めたとしても、それよりも嘔吐や嘔気がつらい場合は、こちらが気にかけて聞かなければ答えてくれないことはよくあるのです。

　それではいったいどのような点に注意して、トリアージをしていけばよいでしょうか。今回もトリアージの事例から考えていきましょう。

問診しよう

 （気持ち悪いか。胃腸炎が流行っているからなぁ）今日はどうしました？
Ns.

 気持ち悪くて……

 （バイタルサインは問題なしと）いつからですか？

 庭の花に水やってたら、なんだか気持ち悪くなっちゃってね

 今日の朝や昨日の夜は生ものとか食べましたか？

 いや別に……朝はご飯と味噌汁、昨日は肉じゃがとか。特に生ものは食べてないね

 そうですか。（今日は暑いし熱中症かな……）水分はとってましたか？ 外はだいぶ暑かったのではないですか？

 暑かったけど、ちょっとの間だからね、外にいたのは

 実際に嘔吐しましたか？

 1、2回もどしたね。その後はなんだかずっと気持ち悪い感じだよ

 そうですか……（原因はよくわからないけどバイタルサインも安定しているし【緑】でよいか……）

医師へ相談

 嘔吐の患者さんですが、たぶん胃腸炎だとは思うのですが【緑】でよいですかね？

 バイタルは大丈夫ですね。胃腸炎が流行ってるしいいんじゃないですかね

研修医

 そうですよね（でもなぁ……）

 何か気になることがあるんですか？

 いや、バイタルは問題ないのですが、ずっと気持ち悪そうにしてて、何が原因なのかなって……

 痛みはないの？

先輩 Ns.

 え？ 痛みですか？ お腹は痛そうではなかったですが……

 頭痛や胸痛は？

 頭痛？ 胸痛？ 聞いていませんが……確認してきます

しばらくして……

 みぞおちあたりの痛みが若干あるようです（さっきは言ってなかった……）。心電図を撮っておいた方がよいですか？

 そうしましょう

最終診断：急性心筋梗塞（STEMI）

振り返り

 いやぁ、これだから嘔吐・嘔気は嫌いなんですよ

 心筋梗塞だなんて考えもしませんでした

 痛みもあったなら疑うことができたでしょ！

研修医

 嘔吐や嘔気で苦しんでいると、なかなかそれ以外の症状を訴えてくれないことも多くないですか？

 今回もすばらしいトリアージでしたね。胸痛があれば誰もが心筋梗塞を疑いますが、痛み以外の主訴や典型的な部位以外の痛みだと見逃しがちです

坂本 Dr.

 痛みがない心筋梗塞というのもあるのですね

 年齢とともに痛みを訴える割合は下がるのです。胸痛以外に呼吸困難、失神・前失神、嘔気・嘔吐、冷や汗、めまい、脱力など、高齢者では心筋梗塞を疑う入り口を広げておくとよいでしょう。特に女性、糖尿病がある患者さんでは痛み以外の主訴で来院するので要注意です

 意識していないと忘れてしまいそうですね……

 高齢者の嘔吐・嘔気では、とりあえず迷ったら心電図を撮ればよいですか？

 嘔吐・嘔気を来すほかの具体的な疾患が想起される場合には必須ではありませんが、今回の症例のように「なんだかぐったりしていて、重症度に悩む」場合には1枚心電図を撮影するというのはお勧めです。心電図からわかることは意外に多いですからね（コラム「心電図異常を来す疾患、病態」参照）

症例

年齢	28歳	性別	男性	症状	気持ち悪い

☑ **Vital signs**（トリアージ時）

意識清明　血圧：116/69mmHg　脈拍：92 回 / 分　呼吸数：18 回 / 分　SpO₂：99%

体温：36.4℃

今回はもう 1 事例を考えていきましょう。

問診しよう

Ns.
（気持ち悪いか、胃腸炎が流行っているからなぁ。あ、ダメだダメだ、きちんと確認しないと）
今日はどうしました？

気持ち悪くて……

（バイタルサインは……ちょっと脈早めだけどまぁ問題なしと）
いつから気持ち悪いのですか？

数時間前からですね

何をしているときに気持ち悪くなったのですか？

いや、特に何も。家で仕事していたら気持ち悪くなってしまって

突然気持ち悪くなったわけではないですか？

突然ではないですよ。リモートワークで家でパソコンで仕事していたら、気持ち悪くなって、だんだんひどくなった感じです

お腹の痛みや下痢はありますか？

いや、それはないです、頭は痛いですけど

え？ 頭痛もあるんですか……
（これは頭痛から考える方がよい？）

医師へ相談

また嘔吐の患者さんなんですが、今回は若い男性で、それほどシックな印象は受けないのですが、頭痛もあるみたいで……【緑】でよいですかね

研修医
嘔気と頭痛ですか。髄膜炎だったりして……

熱はありません。それにそんなに急に症状が出ますかね……

これだから嘔吐・嘔気は……今ちょうど手が空いたので診てみます

医師の診察中

気持ち悪くて頭が痛いのですね？

はい。少し落ち着いてはきましたけど

前にも同じような経験はありますか？

CASE
07
嘔吐・嘔気

いや、初めてです

 何か治療中の病気や飲んでいる薬はありますか？

 いや、特に……

 首を前後左右にブンブン動かせます？

 こうですか？（左右上下に振っている）

 （大丈夫そうか、原因はなんだろう）

 コーヒーよく飲みますか？

 コーヒーですか。まぁ好きですけど

 （いつの間に！）
先生、コーヒー関係あるのですか？

 カフェインはとり過ぎると頭痛や嘔気の症状がでるからね。眠気覚ましの薬とかも飲んでいませんか？

 あ、それは飲みました。○○モカってのを。1回2錠って書いてあったのですが、4、5錠飲みました

最終診断：カフェイン中毒

振り返り

 今回はなかなか思いつかなかったかな

 まったく思いつかなかったです

 トリアージの段階でそこまでわかる必要はないですよね

 時間をかけすぎてはトリアージとしてはふさわしくないので、詳細な情報収集は不要だけど、カフェイン中毒を甘くみてはいけないよ。ときに致死的な不整脈を認めることもあって、若い人にカフェイン中毒は少なくないんだ

 今回の場合は基礎疾患も特にない28歳男性で、バイタルサインも問題なく、カフェイン量にしてもたいした量ではないので、トリアージとしては【緑】でよいですか？

 そうだね。そこまで把握して【緑】としたなら問題ないよ。嘔吐・嘔気の場合には、とにかく鑑別がたくさんあって、なんとなくバイタルサインと見た目の重症度のみでトリアージレベルを判断してしまうと危険なことがあるので、いくつかの具体的疾患を頭に入れたうえでのトリアージがお勧めだね。大変だけど、これを理解するとトリアージが楽しくなるので、頑張ってついてきてください

トリアージポイント
嘔吐・嘔気は安易に胃腸炎と判断するなかれ！

　皆さん突然ですが、胃腸炎が満たすべき3つの条件を知っていますか？

　診断基準が存在するわけではありませんが、胃腸炎かな？と思ったら以下の3つを満たしているか否かを瞬時に確認し、満たしていない場合には安易に判断しないことが大切です[1]。胃腸炎は重篤な疾患の見逃しの代表的な病名でもあり要注意です。

> ①嘔気・嘔吐、腹痛、下痢の３徴を認める
>
> ②３徴を上から順（嘔気・嘔吐→腹痛→下痢）に認める
>
> ③摂取してからの時間経過に矛盾がない

嘔吐を繰り返して腹痛や下痢は認めない、腹痛を認めその後に嘔吐している、昼食を食べてすぐに嘔吐している、こんな場合には胃腸炎と即決してはいけません。まずこの原則を頭に入れておきましょう。これを意識するだけで安易な思考停止に陥ることなく、慎重かつ冷静に対応できるはずです。

☑①発症様式をチェック

発症様式（onset）は大切です（introduction03「痛みを訴える患者のトリアージ」参照）。突然発症というのは胃腸炎ではありえません。食事を食べ突然気持ち悪くなったとしたら、それはアナフィラキシーや中毒を考えましょう。

心筋梗塞や脳卒中（特にクモ膜下出血や脳出血）も突然または急性発症ですが、嘔吐・嘔気を認めることが珍しくありません。通常、胸痛や意識障害などの随伴症状を伴いますが、気持ち悪いというのは患者さんにとってはつらく、そのために痛みを訴えない、訴えられないことも少なくありません。発症様式から疑い、こちらから危険なサインがないかを確認しましょう。

☑②「＋α」の症状をチェック

嘔吐・嘔気に加えて何らかの症状がないか必ず確認しましょう。これによってアプローチが大きく異なります。先行する症状が嘔吐・嘔気ではなく腹痛であれば、胃腸炎ではなく虫垂炎や腸閉塞などを考えるわけです。表２を見るとこわい疾患がたくさん含まれていますよね。「＋α」の症状を聞き出したら、JTAS は【嘔吐・嘔気（257）】でなく【頭痛】や【胸痛】などを入り口とした方が判断しやすいことも多いものです。

JTAS では複数の主訴を認める場合や、主訴が漠然としない場合にトリアージに悩むことが多いと思います。可能なかぎり具体的な疾患を意識すべきですが、少なくとも「＋α」の症状を聞き出しベストな入り口を判断する訓練を積んでください。

☑③基礎疾患を意識して重篤な疾患をチェック

何の基礎疾患もない若年者と、複数の基礎疾患をもつ高齢者とでは、当然考える疾患は異なります。心筋梗塞や脳卒中の既往のある患者さんが、「前に同じような症状で心

表 2　嘔気・嘔吐 + α

随伴症状、キーワード	鑑別疾患（例）
頭痛	クモ膜下出血、片頭痛、髄膜炎、カフェイン
心窩部痛	虫垂炎急性冠症候群、急性膵炎
女性	妊娠、異所性妊娠、妊娠悪阻（Wernicke 脳症）
NSAIDs 内服	消化性潰瘍
ジギタリス内服	ジギタリス中毒
ビタミン D 製剤内服	高 Ca 血症
腎機能障害	高 K 血症
環境因子、その他	一酸化炭素中毒、熱中症 など

筋梗塞（脳卒中）でした」という訴えがあれば、それは患者さんの言葉を信じ対応する方がよいでしょう。

　腎機能障害も年齢とともに増加します。だるい、動けない、気持ち悪いといった捉えどころのない症状で来院する患者さんでは必ず高カリウム血症の可能性を考えましょう。慢性腎臓病（Chronic Kidney Disease, CKD）で治療中の患者さんでは注意です。

　手術歴も大切です。手術歴がなくてもイレウスや腸閉塞は起こりえますが、やはり多いのは術後の患者さんです。その際に「手術はしたことはありますか？」と聞くのもよいのですが、数十年前の虫垂炎などの手術歴は意外と忘れているものです。「盲腸（虫垂炎）や帝王切開など手術を受けた経験はありますか？」と具体的な疾患を含めて確認するとよいでしょう。

☑ ④内服薬は必ず確認

　「くすりもりすく」と、つねに内服薬は意識するようにしてください。薬手帳の持参がない、複数の薬を内服していて把握が難しい場合も少なくありませんが、内服薬を確認することで、患者背景をある程度は把握できます。

　抗血栓薬（抗血小板薬や抗凝固薬）を内服していれば、心筋梗塞や脳梗塞の既往があるのかなと想像つきますよね。また、カリウムを下げる薬を内服していれば腎機能が悪いのかな、利尿薬を内服していれば心不全の既往があるのかな、などが代表的です。そのほか、表 2 にも記載してありますが、NSAIDs を内服していれば消化性潰瘍、ジギタリスを内服していればジギタリス中毒なども鑑別に挙がります。

　トリアージの段階で時間をかけすぎてはいけませんので、ざっと確認し把握できるよ

うにトレーニングしておきましょう。これは難しいようですが、救急外来で意識しておかなければならない薬は限られるので、日々意識してれば必ずできるようになります。

　これら以外にも、糖尿病ケトアシドーシスなど重篤な病態の患者も存在しますが、バイタルサインなどそのほかのサインで緊急度や重症度は評価できます。

一歩上のトリアージ

1 胃腸炎の満たすべき条件を把握し、安易に胃腸炎と判断しないこと！

2 発症様式、「＋α」の症状に注目し、重篤な疾患を見逃さない！

3 患者背景を意識することは重要であり、基礎疾患や内服薬もポイントを絞って瞬時に把握を！

---

column

心電図異常を来す疾患、病態

　心電図はいつ行うべきでしょうか。胸痛を訴える患者さんでは10分以内に心電図を行うというのは本書でも述べました（case02「胸痛」参照）。STEMIであれば1分1秒を争いますからね。それ以外にも実は心電図はたくさんのことを教えてくれます。

　高齢者が倦怠感を訴える場合には、高カリウム（K）血症などの電解質異常が原因のことがありますが、K値などの数値よりも心電図所見によって緊急度を判断するため、心電図はきわめて大切な検査なんです。それ以外にも急性薬物中毒、脳卒中、低体温、一酸化炭素中毒などでも心電図異常を来すことがあり、意識障害患者に対して心電図を行い原因を推測することもあります。もちろん、患者さんの訴えや身体所見とあわせ心電図所見を読むことは忘れてはいけません。

　何でもかんでも心電図を施行する必要はありませんが、なんだか重篤感のある患者さんや、原因がわからず重症度の判断に迷う場合には、1枚の心電図がヒントを教えてくれるかもしれません。心電図を施行した場合には、必ず以前のものと比較することもお忘れなく。

引用・参考文献

1）坂本壮. 見逃せない救急・見逃さない救急 それって本当に胃腸炎?!. プライマリ・ケア 実践誌. 4 (4), 2019, 17-21.

症例

年齢	58歳	性別	男性	症状	血を吐いた

☑ **Vital signs** (トリアージ時)

意識清明　血圧：108/55mmHg　脈拍：98回/分　呼吸数：16回/分　SpO2：98%

体温：35.9℃

トリアージしてみよう

☑ JTAS：【259】吐血

　今回の症例をJTAS（図1、図2）に当てはめてみると、バイタルサインでは脈拍がSIRSの項目を満たしますが、それ以外は満たさず【黄】となりそうです。

　JTAS画面の「成人：第2段階」の部分に「出血性素因」という記載がありますが、要は血が止まりづらい素因（血小板が少ないなどの基礎疾患、抗血栓薬の内服など）を持っている人か否か、そして致死的になりうる出血なのかをざっと判断するということです。出血部位として、鼻血や擦り傷などは軽度の出血では【黄】、頭蓋内出血や腹腔内出血、さらに、今まさに吐血している、下血している、なんてときはマズい出血として【赤】と判断するのです。簡単に言えば、圧迫止血できていれば【黄】、できなければ【赤】ということです。

　それでは今回の症例は【黄】でよいのでしょうか？　圧迫止血できない部位（消化管）からの出血らしいから【赤】？　それとも今は治まっていてバイタルサインも問題ないから【黄】？　それとも状態が安定しているのだから、JTASでは項目がないものの【緑】でもよいのでは？

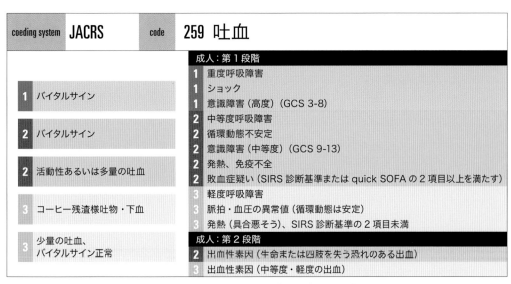

coeding system	JACRS	code	259 吐血

		成人：第 1 段階	
1 バイタルサイン		**1**	重度呼吸障害
		1	ショック
		1	意識障害（高度）（GCS 3-8）
2 バイタルサイン		**2**	中等度呼吸障害
		2	循環動態不安定
		2	意識障害（中等度）（GCS 9-13）
2 活動性あるいは多量の吐血		**2**	発熱、免疫不全
		2	敗血症疑い（SIRS 診断基準または quick SOFA の 2 項目以上を満たす）
3 コーヒー残渣様吐物・下血		**3**	軽度呼吸障害
		3	脈拍・血圧の異常値（循環動態は安定）
		3	発熱（具合悪そう）、SIRS 診断基準の 2 項目未満
3 少量の吐血、バイタルサイン正常		成人：第 2 段階	
		2	出血性素因（生命または四肢を失う恐れのある出血）
		3	出血性素因（中等度・軽度の出血）

図 1　JTAS2017：吐血 [成人 症候リスト]

（出典：JTAS2017）

CASE
08
吐血

成人：出血性素因（先天性または後天性）

生命または四肢を失う恐れのある出血	中等度・軽度の出血
JTAS レベル 2：1 次補足因子	**JTAS レベル 3：1 次補足因子**
頭部（頭蓋内）および頸部	鼻腔（鼻出血）
胸部、腹部、骨盤、脊椎	口腔（歯肉を含む）
多量の性器出血	関節（関節血腫）
腸腰筋および殿部	月経過多
四肢のコンパートメント症候群	擦過傷および浅い裂創・挫創
骨折および脱臼	
深い裂創・挫創	
その他止血困難な状態	

図 2　JTAS2017：成人：出血性素因（先天性または後天性）

（出典：JTAS2017）

Emergency Doctor's eye

☑ 吐血の鑑別疾患

「血を吐いた」と聞いて考える疾患は何でしょうか？ 胃潰瘍は十二指腸潰瘍などの消化性潰瘍、アルコール多飲者であれば食道静脈瘤破裂などが思いつきますね。実際に消化性潰瘍の頻度が高く、救急外来では上部内視鏡や輸血を要する症例もしばしば出合うことでしょう。そのほか、Mallory-Weiss（マロリーワイス）症候群も有名ですね。

吐血は原則として食道や胃、十二指腸などの上部消化管からの出血を意味しますが、「血を吐いた」という主訴の場合、それが必ずしも吐血とはかぎらないことに注意しましょう。口から血を吐いたからといって出血源が消化管とはかぎらないということです。皆さんも歯を磨いてペッと吐いたら血が混じったなんてことありますよね。歯肉や舌など口腔内からの出血ということがあるのです。それ以外にも鼻血や気管由来の出血ということも時々経験します。特に重要なのが気管由来の喀血であり、この場合には肺がんや結核など肺病変を考える必要があります。結核を疑えば感染対策も重要になります。咳とともに血が出る場合には喀血らしく、呼吸状態への影響も吐血と比較し大きいことから気道の管理が大切となります。

それではいったいどのような点に注意してトリアージをしていけばよいのでしょうか。実は JTAS の項目にはない、必ず確認しておくべきことがいくつか存在します。今回もトリアージの事例から考えていきましょう。

問診しよう

 （血を吐いたか……今は止まっているのかな……） 今日はどうしました？
Ns.

 血を吐いてしまって……

 （バイタルサインは少し脈が速いけどおおむね問題なしと）
どの程度吐いてしまったのですか？

 気持ち悪くてトイレ行って吐いたら、赤黒い感じの血を吐いてしまってね。量はたぶん 50cc ぐらいかな

 1 回ですか？

 そうですね。今は落ち着いてます

 血液をサラサラにする薬など、何か薬は飲んでいますか？ あと、便が黒かったりしますか？

 いや、そういった薬は飲んでないです。便は今日はまだしてないからわからないね

 そうですか……
（バイタルサインも落ち着いているし、吐血も今は大丈夫そうだから【黄】かな。【緑】でもよいぐらいかなぁ）

医師へ相談

 吐血の患者さんのことで相談ですが……

 え？ 吐血ですか。今も続いてるんですか？

 いや、1回だけで量は50mL程度。バイタルサインも問題なくて独歩可能です

 貧血症状ありました？

 特に……歩いて来てますし、吐血も1回だけなので大丈夫かなと……

 吐血の患者さん、トイレで動けなくなったみたいよ！

 え？

医師の診察中

 大丈夫ですか？

 （ストレッチャーで横になって）はい、なんだかクラッとしちゃって

 血の気が引くような感じがしたのですか？

 はい。大便して立ち上がろうと思ったら動けなくて……

 便は黒色便だったようですよ

 （上部消化管出血か）ロキソニン®などの痛み止め飲んでいますか？

 あ、飲んでます、腰が痛くて……

 薬飲んでたんですね、言ってくださいよ……

 え？ 自分で買った薬だよ、医者からもらった薬は何もないから……

 （うぅぅ……）

最終診断：出血性胃潰瘍

振り返り

 消化管出血かなとは思ったんですが……

 黒色便もあったのであまり迷いませんでしたけど、緊急度の判断が……

 吐血だったら頻度的にも上部消化管出血でしょ！

 今回もいろいろと悩んだようですね

 はい。吐血で今は落ち着いているなと思ったので緊急性はそれほど高くないと判断してしまったのですが……

 脈拍が少し速めだったのは気づいていたよね。血圧はどう？

 正常と判断してしまいました。マズかったですか？

 バイタルサインはつねに普段と比較するとよいよ。この患者さん、普段は150/90mmHg程度の血圧らしいよ

 なるほど……それを考えるとだいぶ低いですね

 トイレでは失神一歩手前って感じでしたけど、あれもマズいサインですか？

 そうだね。失神・前失神は脳血流が低下することで引き起こされるからね。実はこの患者さん、自宅で1回失神してるんだよね。額が少し腫れていたの気づいた？

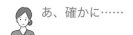 あ、確かに……

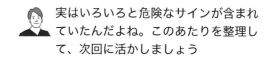 実はいろいろと危険なサインが含まれていたんだよね。このあたりを整理して、次回に活かしましょう

トリアージポイント
吐血では「らしさ」と「リスク評価」を意識しよう！

☑ ①バイタルサインは普段と比較し総合的な判断を！

　吐血にかぎらず、トリアージにおけるバイタルサインの解釈はつねに普段との比較が大切です。収縮期血圧が70mmHgと低ければ誰もがマズいと気づきますが、100mmHgであればどうでしょうか？ 人によるとしかいえませんよね。私はこう見えて（どう見えて）も普段の血圧は110/75mmHg程度ですが、一般的に年とともに血圧は高くなり、本症例のような60歳前後であれば100mmHg前後の血圧はむしろ低めのことが多いでしょう。本人や家族、施設職員に普段の血圧を確認する、以前のカルテ記載を確認するなどして判断しましょう。

　また通常、血圧が下がる前に呼吸数や脈拍は上昇します（introduction02「トリアージにつなげるバイタルサインの適切な解釈」参照）。薬剤の影響を考慮しなければならないこともありますが、収縮期血圧と脈拍を比較し、脈拍/収縮期血圧＞0.9の場合にはショック傾向にあり緊急性が高いなと判断するとよいでしょう。ざっくり脈拍/収縮期血圧＞1でもよいですが感覚的にはもう少し早く意識してほしいため0.9がお勧めです（「脈拍/収縮期血圧」をショックインデックス［shock index, SI］といいます）。

　今回の症例では普段（150/90mmHg）と比較すると30mmHg以上低下し、SIも0.9程度ですから、この時点でバイタルサインが安定しているとはいえないわけです。

　「AIMS65」という上部消化管出血患者における死亡を予測するスコアがあります（表1）[1]。細かなことは覚えなくてけっこうですが、5項目のうち2項目以上を満たすと高リスク群とされ、30日後の死亡リスクが高いとされています。意識、収縮期血圧、年齢はトリアージの段階で評価可能であるため、高齢者が意識障害や収縮期血圧が90mmHg以下の場合にはその時点でマズいということがわかりますよね。JTASでは年齢が考慮されておらず、意識障害と収縮期血圧がどちらも該当すれば【赤】、どちらかであれば【黄】以下となりますが、年齢＋意識障害 or 収縮期血圧≦90mmHgであっても【赤】として対応した方がよいと考えます。

表1　AIMS65

Albumin < 3.0g/dL	1	
PT-INR > 1.5	1	
意識障害	1	≧2：高リスク群
収縮期血圧 ≦ 90mmHg	1	
年齢≧ 65 歳	1	

（文献1より作成）

☑②吐血か喀血か、それが問題だ！

　口から血を吐いたからといって消化管由来とはかぎらないことに注意が必要です。結核による喀血であれば、空気予防策を行い対応しなければなりません。もちろん出血している患者、特に吐血や喀血の場合には自身の感染対策としてマスクやエプロンなどは必須です。COVID-19の影響で感染対策は実施していると思いますが、つねに自身を守るためにも徹底しましょう。

　痙攣による舌咬傷や歯の欠損、歯肉からの出血なども救急外来では時々経験します。枕元に血の跡があったことを理由に吐血という触れ込みで来院することもあり、吐血か否かを病歴や身体所見から見きわめてください。トリアージでは、嘔吐したもののなかに血が混じっているのか否か、咳とともに出るのか、口腔内に出血部位が存在しないかなどを確認すればよいでしょう。

☑③上部消化管出血らしい所見とは？

　胃潰瘍や十二指腸潰瘍などの上部消化管出血らしい患者さんとはどのような背景でしょうか。上部消化管出血の既往、黒色便の有無、肝硬変の指摘はまず確認しましょう[2]。トリアージ前にざっとカルテを確認し既往を確認し、もしも以前に胃潰瘍などの既往があれば、その際と同じような状況かを確認するとよいでしょう。

　黒色便は上部消化管出血、特に胃からの出血を示唆します。上部消化管から出血した血液が酸化され便として排泄された結果ですから、下部よりかは上部らしいわけです（下部消化管出血でも、ある程度の時間かかって排泄されたものは黒色便となることもあります）。

　出血を認めているわけですから、貧血を示唆する身体所見が認められれば「らしさ」が増します。眼瞼結膜や手掌に着目しましょう。また、労作時の呼吸困難なども貧血を示唆しますね。

時々「消化管出血疑い」として近医から紹介となる患者さんで、採血結果が添付されていることがあります。Hb値が正常だと「らしくない」と判断しがちですが、そうではないことに注意しましょう。もちろん貧血が存在すれば「らしく」はありますが、Hbの単位は「g/dL」です。濃度ですから血が出た直後は変化は認められません。

上部消化管出血の原因としてはピロリ菌（*Helicobacter pylori*）とNSAIDsが代表的です。そのほか、抗血栓薬も特に高齢者では問題になります。ピロリ菌は除菌によって減少傾向にありますが、NSAIDsや抗血栓薬などの薬剤によるものは増加しています。トリアージでは、除菌の有無、NSAIDsや抗血栓薬などの内服薬の有無をサクッと確認するとよいでしょう。今回の患者さんみたいに、自身で購入し内服していることもあるので要注意です。「内服薬は処方薬以外も確認する」ことを徹底しましょう。

☑ ④緊急性に関わる因子は？：リスク評価項目を頭に入れ確認を！

バイタルサインが不安定な場合や、吐血を繰り返している場合には緊急性が高くすぐに対応が必要ですが、それ以外にどのような点に注目してリスク評価をすればよいでしょうか。危険なサインを知らなければ重症度を見誤ってしまうため、ここで整理しておきましょう。

循環動態が安定している場合には、「AIMS65」のような予後や治療要否を予測するスコアリングを参考にするとよいでしょう。AIMS65以外に「Glasgow-Blatchford score（GBS）」（表2)[3]「Rockall score」「HARBINGER Triage」などがありますが、ここではGBSを紹介しておきましょう。8項目で構成され、1点以下であれば救急外来から帰宅可能です。バイタルサインやHbの注意点は前述の通りですが、それ以外に、基礎疾患として肝疾患や心不全を意識すること、黒色便、失神の有無がリスク評価に関わることを意識してください。肝疾患が存在すれば胃潰瘍などの非静脈瘤性出血だけでなく食道静脈瘤など静脈瘤性出血のリスクが高くなり、心不全の既往があれば循環動態を慎重に経過をみる必要があります。

そして、軽視しがちなのが失神です。失神やその前段階である前失神は、脳血流の一時的な低下を示唆しており、一時的であるにしろ血圧が下がっているサインです。失神は瞬間的な意識消失発作であるため、診察時には普段と同様の状態に改善しているため一見すると軽症と判断しがちですが、マズいサインであることを認識してください（case11「失神」参照）。私は失神を認めた上部消化管出血疑い患者は緊急内視鏡の適応と考えマネジメントすることが多いです。JTASには「失神」や「意識消失」の記載はありませんが、トリアージの段階でぜひ意識してください。

表2　Glasgow-Blatchford score

血中尿素窒素 (BUN) (mg/dL)	＜ 18.2		0 点	
	18.2～22.3		2 点	
	22.4～27.9		3 点	
	28.0～69.9		4 点	
	≧ 70.0		6 点	
ヘモグロビン値 (Hb) (g/dL)	男性	女性	男性	女性
	＞ 13.0		0 点	
	12.0～12.9	＞ 12.0	1 点	0 点
	10.0～11.9	10.0～11.9	3 点	1 点
	＜ 10.0	＜ 10.0	6 点	6 点
収縮期血圧 (mmHg)	＞ 109		0 点	
	100～109		1 点	
	90～99		2 点	
	＜ 90		3 点	
脈拍	＞ 100		1 点	

黒色便	1 点
失神	2 点
肝疾患	2 点
心不全	2 点

_____ /23 点

1 点以下
→ 救急外来から帰宅可能

（文献3より作成）

一歩上のトリアージ

1 バイタルサインは変化を意識し判断すること！

2 本当に吐血か？ 喀血の可能性はないかを必ず確認！

3 リスク評価に関わる因子を把握し、緊急度の適切な判断を！

引用・参考文献

1）Kim, MS. et al. AIMS65 scoring system is comparable to Glasgow-Blatchford score or Rockall score for prediction of clinical outcomes for non-variceal upper gastrointestinal bleeding. BMC Gastroenterol. 19(1), 2019, 136.
2）Witting, MD. et al. ED predictors of upper gastrointestinal tract bleeding in patients without hematemesis. Am J Emerg Med. 24(3), 2006, 280-5.
3）Barkun, AN. et al. Management of Nonvariceal Upper Gastrointestinal Bleeding: Guideline Recommendations From the International Consensus Group. Ann Intern Med. 171(11), 2019, 805-22.

血便・下血

症例					
年齢	78歳	性別	男性	症状	血便3回

☑ **Vital signs** (トリアージ時)

意識清明　血圧：138/95mmHg　脈拍：108回/分

呼吸数：15回/分　SpO_2：97%　体温：36.7℃

トリアージしてみよう

☑ JTAS：【260】血便・下血

　今回の症例をJTAS（図1）に当てはめてみると、具合はよさそう、バイタルサインでは脈拍がSIRSの項目を満たしますが、それ以外は満たさず【緑】となりそうです。

　吐血（case08「吐血」参照）のときと同様に、JTAS画面の「成人：第2段階」の部分に出血性素因という記載がありますが、要は血が止まりづらい素因（血小板が少ないなどの基礎疾患、抗血栓薬の内服など）を持っている人か否か、そして致死的になりうる出血なのかをざっと判断します。吐血の場合には消化管以外にも気管由来なども考える必要がありましたが、血便・下血の場合には、ほぼ消化管で間違いありません。消化管からの出血を圧迫止血することはできないため、血便・下血が今もなお継続している場合には【赤】、出続けているのでなければ【黄】でよいでしょう。

　それでは今回の症例は【黄】でよいのでしょうか？ 圧迫止血できない部位（消化管）からの出血らしいから吐血のときと同様に【赤】？ それとも、今は治まっていてバイタルサインも問題ないから【緑】？ それとも？

| coeding system | **JACRS** | code | **260 血便・下血** |

成人：第1段階	
1	重度呼吸障害
1	ショック
1	意識障害（高度）（GCS 3-8）
2	中等度呼吸障害
2	循環動態不安定
2	意識障害（中等度）（GCS 9-13）
2	発熱、免疫不全
2	敗血症疑い（SIRS 診断基準または quick SOFA の 2 項目以上を満たす）
3	軽度呼吸障害
3	脈拍・血圧の異常値（循環動態は安定）
3	発熱（具合悪そう）、SIRS 診断基準の 2 項目未満
4	発熱（具合良さそう）、SIRS 診断基準の発熱のみ陽性
成人：第2段階	
2	出血性素因（生命または四肢を失う恐れのある出血）
3	出血性素因（中等度・軽度の出血）

1	バイタルサイン
2	バイタルサイン
2	大量の下血または直腸出血
3	バイタルサイン
3	中等量の下血または直腸出血
4	少量の直腸出血

図1　JTAS2017：血便・下血［成人 症候リスト］

（出典：JTAS2017）

ヒント：
Emergency Doctor's eye

☑ 血便・下血の鑑別疾患

　救急外来には「便に血が混じった」、血便、黒色便などを訴え来院することが多いですが、その原因にはどのようなものがあるでしょうか。

　吐血の場合には消化管出血以外の可能性（喀血・鼻出血・口腔内出血など）も考慮する必要がありましたが、血便・下血など便に血が混じっていた場合には消化管出血を考えれば OK です。時々、女性の場合でオムツ管理をしている場合に、血尿を血便と勘違いして訴えることはありますが、頻度としてはまれですのでトリアージの段階であればあまり気にする必要はありません。

　黒色便は一般的に胃潰瘍などの上部消化管出血を示唆しますが、下部消化管出血であっても排泄までに時間がかかる（腸管に長時間貯留する）と黒色便となることもあります。また、鮮血便は上部よりも下部消化管出血を示唆しますが、これもまた絶対的なものではありません。一般的に下部消化管出血よりも上部消化管出血の方が自然止血しづらいため、血便だからといって安易に上部を否定しないようにしましょう。ちなみに、血便というのは Treitz 靱帯より肛門側からの出血を、下血は Treitz 靱帯よりも口側の出血（すなわち上部消化管出血）を指します。

　救急外来で頻度の高い血便の原因として、憩室出血、虚血性腸炎が挙げられます[1]。

腹痛を伴わない場合には憩室出血、腹痛を伴う場合には虚血性腸炎であることが一般的です。大腸がんや炎症性腸疾患（Crohn 病、潰瘍性大腸炎）などの可能性もありますが、トリアージの段階では深く考える必要はありません。黒色便は下血、すなわち上部消化管出血を示唆するため、トリアージは case08「吐血」を参照してください。

　今回もトリアージの事例から考えていきましょう。

....

問診しよう

 （血便ね、3 回も）今日はどうしました？
Ns.

 トイレで大便したら血が混じってて……

 （バイタルサインは少し脈が速いけどおおむね問題なしと）
便器が真っ赤でしたか？

 そうですね

 お腹は痛かったですか？

 いや、お腹は特に痛くないです

 前にも同じことがありましたか？

 そうですね、前もありましたね。そのときはすぐに治まったんですけどね

 何か治療中の病気はありますか？

 いや、特に。血圧が高いとは言われてるけど

 そうですか（バイタルサインも落ち着いているし、痛みもないので【緑】でよいかな。それとも……）

....

医師へ相談

 血便の患者さんなんですが……

 血便？　下血でなくて？
研修医

 鮮血便っぽかったので血便かなと

 腹痛はないですか？

 ないです。憩室出血でしょうか？

 血便の患者さん、トイレで動けなくなったみたいよ！
先輩 Ns.

 え？（またこのパターン……）

....

医師の診察中

 大丈夫ですか？

 （ストレッチャーで横になって）はい、なんだかクラッとしちゃって

 血の気が引くような感じがしたのですか？

 はい。また血が出てしまって、戻ろうと思っても動けなくて……

 便を確認させてくださいね。鮮血便ですね

 血液をサラサラにする薬を飲んでいますか？

 はい

 薬飲んでたんですね、言ってくださいよ……

え？ 聞かれてないし……

 （うぅぅ……）

最終診断：憩室出血

振り返り

 憩室出血だとは思っていたのですが……

 内服理由ははっきりわかりませんでしたが、抗血小板薬と抗凝固薬も飲んでましたね

 今回も対応に苦渋したようですね

 はい、疾患は想起できたんですが、重症度の判断が難しかったです

 これは吐血のときと同じですが、出血を認める・認めた患者さんでは、バイタルサインはもちろん、それ以外に失神や前失神のサインがないか、さらには抗血栓薬の内服がないかは意識しておくとよいですね。あとは、最後に出血を認めたのがいつかを確認するとよいね。最後に出てから半日以上経過している場合と、1時間以内に認めている場合とでは、後者の方がまた出そうでしょ。この患者さんは、昨日から3回の血便を認めていて、最後は来院直前に認めていたようだからね

 なるほど。止血しているとは判断できない状態ということですね

 そうだね。あとは、まれではあるけれども、腹部大動脈瘤の指摘を受けている患者さんや大動脈術後の患者さんの場合には、消化管穿通の可能性を考えなければならず「赤」トリアージとしましょう

<blockquote>CASE **09**
血便・下血</blockquote>

トリアージポイント
血便・下血では、上部か下部か、止血されているか否かを瞬時に判断しよう！

☑ ①バイタルサインは普段と比較して、総合的な判断を！

　トリアージにおけるバイタルサインの解釈はつねに普段との比較が大切です。普段の血圧、脈拍を確認しショック徴候がないかを確認しましょう。頻呼吸やわずかでも意識障害がある場合には要注意でしたね。

☑ ②上部か下部か、それが問題だ！

　血便・下血では肛門から出血が認められるわけですが、それが消化管のどこから出たものかを意識して対応する必要があります。一般論として、上部よりも下部消化管の方が自然止血しやすく緊急度は低くなります（上部消化管出血のポイントは、case08「吐血」参照）。

　多量・頻回の血便を呈した患者の15%程度が上部消化管出血であったという報告もあります[2]。黒色便だから上部、鮮血便だから下部とはかぎらないため、便の色のみで

判断するのではなく、身体所見や基礎疾患などをふまえ、総合的に判断します。

☑③出血が持続しているか否か

　最後に血便・下血を認めた時間を確認しましょう。たとえば「病院到着後に排便した際にも出血を認める場合」と「来院前日には認めたものの直近の排便では正常の便であった場合」には、前者の方がマズいことがわかりますよね。

☑④緊急性に関わる因子は？：リスク評価項目を頭に入れ確認を！

　上部消化管出血では Glasgow-Blatchford score（GBS）などのリスクの層別化に使用できるスコアがありました。GBS は下部消化管出血においても有用ですが、それ以外にも複数存在し、NOBLADS score[1]、Massachusetts score（表1）[3]、Oakland score（表2）[4] などが代表的です。Massachusetts score はリスク因子を各1点として、0点で重篤な下部消化管出血は否定的、4点以上でリスクが高いとされ、Oakland score は8点以下であれば帰宅可能というものです。どちらもトリアージの段階で正確な評価は難しいと思いますが、リスクに関わる因子としてバイタルサイン以外に失神、同症状の既往、抗血栓薬（抗血小板薬、抗凝固薬）内服の有無、最後の血便・下血の時間は必ず確認し評価するとよいでしょう。

☑⑤抗血栓薬を内服しているか否か

　下部消化管出血は自然止血しやすいですが、抗血栓薬を内服している場合には当然止まりづらくなります。1剤でなく数剤の抗血栓薬を内服していることも珍しくないため、上記④でも述べましたが、必ず内服薬、特に抗血栓薬の有無は確認し、特記事項として明示するようにしましょう。

表1　Massachusetts score

リスク因子		Charlson Comorbidity Index	
①心拍数≧100回/分		1点	心筋梗塞、うっ血性心不全、末梢動脈疾患、脳血管疾患、認知症、慢性肺疾患、膠原病、潰瘍性疾患、軽度の肝疾患、糖尿病
②収縮期血圧≦115mmHg			
③失神			
④圧痛なし		2点	片麻痺、中等度〜重度の腎疾患、末梢臓器障害のある糖尿病、がん、白血病、リンパ腫
⑤4時間以上の出血			
⑥アスピリン内服中		3点	中等度〜重度の肝疾患
⑦Charlson Comorbidity Index > 2		4点	転移性固形がん、AIDS

（文献3より作成）

表 2 Oakland score

年齢	< 40	0	収縮期血圧	50～89	5
	40～69	1		90～119	4
	≧ 70	2		120～129	3
性別	女性	0		130～159	2
	男性	1		≧ 160	1
消化管出血で入院の既往	なし	0	ヘモグロビン（mg/dL）	3.6～6.9	22
	あり	1		7～8.9	17
排便、あるいは直腸診所見	血液なし	0		9～10.9	13
	血液あり	1		11.0～12.9	8
心拍数（回 / 分）	< 70	0		13.0～15.9	4
	70～89	1		≧ 16.0	0
	90～109	2			
	≧ 110	3			

下部消化管出血≦ 8 なら帰宅可能

（文献 4 より作成）

CASE **09** 血便・下血

　抗血栓薬のなかには拮抗薬が存在するものもあり、採血結果に応じて使用するか否かを判断することが多いのが現状です。トリアージの段階で抗血栓薬の内服が判明している場合には、拮抗薬、輸血を意識した対応が迅速にできるはずですから、必ず確認してください。

一歩上のトリアージ

1 上部消化管出血の可能性も考え対応を！

2 止血しているのか否か、最後の出血の時間をチェック！

3 リスク評価に関わる因子を把握し、緊急度の適切な判断を！

引用・参考文献

1) Aoki, T. et al. Development and Validation of a Risk Scoring System for Severe Acute Lower Gastrointestinal Bleeding. Clin Gastroenterol Hepatol. 14 (11), 2016, 1562-70.
2) Laine, L. et al. Randomized trial of urgent vs. elective colonoscopy in patients hospitalized with lower GI bleeding. Am J Gastroenterol. 105 (12), 2010, 2636-41.
3) Strate, LL. et al. Validation of a clinical prediction rule for severe acute lower intestinal bleeding. Am J Gastroenterol. 100 (8), 2005, 1821-7.
4) Oakland, K. et al. Diagnosis and management of acute lower gastrointestinal bleeding: guidelines from the British Society of Gastroenterology. Gut. 68 (5), 2019, 776-89.

症例						
年齢	84歳	性別	男性	症状	今朝から反応が悪い（同伴する家族による）	

☑ **Vital signs** （トリアージ時）

意識：2/JCS　血圧：118/65mmHg　脈拍：108 回 / 分

呼吸数：15 回 / 分　SpO$_2$：97%　体温：36.7℃　瞳孔所見：2.5/2.5 ＋ / ＋

トリアージしてみよう

☑ JTAS :【401】意識障害

　今回の症例を JTAS（図 1）に当てはめてみると、具合はよさそう、バイタルサインでは脈拍が SIRS の項目を満たすものの、そのほかは正常であり【黄】となりそうです。しかし、忙しい救急外来においてわずかな意識障害なら【緑】でもよい？ また、血糖値は 50mg/dL 未満では【赤】となるため、全症例で測定すべきか？

ヒント：
Emergency Doctor's eye

☑ 意識障害の鑑別疾患

　意識障害の原因は多岐にわたります。有名な覚え方として AIUEOTIPS があります（表 1）。私はオリジナルのものに大動脈解離（Aortic Dissection）、ビタミン欠乏（Supplement）を加え頭に入れています[1]。大動脈解離は、典型的には胸痛や背部痛で来院しますが、意識障害や意識消失を主訴に来院することもあること、ビタミン欠乏、特にビタミン B1 欠乏はつねに意識していないと見落としがちな疾患であるためです。

　意識障害というと、どうしても脳卒中などの頭蓋内疾患を考えてしまいがちですが、それ以外にも多くの疾患が意識障害を来します。頭蓋内疾患は緊急性が高いことが多いためつねに考慮しますが、トリアージ時にはそれ以外にも注意を要する病態が存在し、

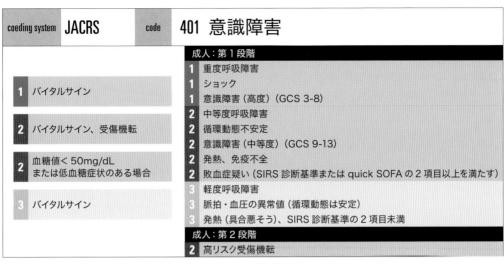

図1　JTAS2017：意識障害［成人 症候リスト］

（出典：JTAS2017）

表1　意識障害の鑑別疾患（AIUEOTIPS）

A	Alcohol Aortic Dissection	アルコール 大動脈解離
I	Insulin（hypo/hyper-glycemia）	低／高血糖
U	Uremia	尿毒症
E	Encephalopathy（hypertensive, hepatic） Endocrinopathy（adrenal, thyroid） Electrolytes（hypo/hyper-Na,K,Ca,Mg）	高血圧症／肝性脳症 内分泌疾患（副腎、甲状腺疾患） 電解質異常
O	Opiate or other overdose Decreased O_2（hypoxia, CO intoxication）	薬物中毒 低酸素、一酸化炭素中毒
T	Trauma Temperature（hypo/hyper）	外傷 低／高体温
I	Infection（CNS, sepsis, pulmonary）	感染症
P	Psychogenic Porphiria	精神疾患 ポルフィリア
S	Seizure, Stroke, SAH Shock Supplement	てんかん、脳卒中 ショック ビタミン欠乏

（文献1より作成）

その患者さんを拾い上げるためにはいくつかのポイントがあります。トリアージ時に何を確認すべきか、今回もトリアージの事例から考えていきましょう。

問診しよう（家族が同伴している）

 （2/JCS か……たいした意識障害じゃないなぁ。意識以外のバイタルサインも問題なしと）今日はどうしました？

 ん？別に私は……

 いや、なんだか反応が悪くて。いつもはもっとシャキシャキしゃべるんですよ

 そうですか。いつからですか？

 ……

 朝食を準備して、普段なら自分で食べるんですけどなかなか手をつけなくて、箸を落としてしまって。なんか呂律も回っていないようだったので脳出血とか心配で……

 （脳卒中なのかな、麻痺はあるかな）手をこのように前に出してもらえますか？

 ……こうですか

 （Barre signs は陰性）大丈夫ですね。しゃべりづらいですか？

 ……ん？いや別に……

 普段と違います。普段はきちんと返答できますから

 （明らかな麻痺はないけど、呂律も回っていないし脳卒中？トリアージは【黄】？それとも発症からそれほど時間が経ってないから【赤】にしてすぐに診察してもらうのがいいだろうか……）

医師へ相談

 意識障害の患者さんなんですが……

 頭っぽい？

 はい。朝食中に気づいたようですが、呂律が回ってなくて、意識も普段より悪いみたいです

 朝食ってことは発症から 4〜5 時間以内ですか？

 えっと……そうですね

 え！それならすぐに診ないとですね。診察室に案内してください

 は、はい！

医師の診察中

 呂律が回らず、意識が悪いのですね？

 ……

 はい。待っている間になんだか寝ちゃって……

 朝食の前までは普段通りだったのですよね？

 普段なら 6 時半頃に起きるのですが、今日は起きてこなかったので、7 時ごろに起こしました。そのときからなんだかぼーっとしてましたね

 あ、そうなんですね。昨日は普段通りでしたか？

 はい。昨日は夕飯を一緒に食べて、居間でテレビ見て、21 時半ごろには自分の部屋に移動して寝たと思います

（患者さんに向かって）わかりますか？

 ……あ、わかぁりまぁすよ。大丈夫でぇすよ

 麻痺はないけど脳卒中なのかな。とりあえず頭部 CT を撮りましょうかね

 先生、血糖値とか薬とかは確認しなくていいの？
先輩 Ns.

 え？ あ、もちろん確認しますよ。ただ、発症時間がはっきりしなくても血栓溶解療法の適応があるかもしれないので先に頭部 CT を

 （しょうがないわね。血糖値はさっと確認して CT ね）じゃぁオーダーして、放射線にはこちらから連絡するので

 CT は特に異常なしか。血糖値も126mg/dL で異常なかったしなぁ……

 先生、この薬も飲んでるみたいですよ。それも昨日は眠れなかったから深夜に追加で 2 錠飲んだって

 あ、なんと、これが原因か……

最終診断：睡眠導入剤（ゾルピデム）による意識障害

振り返り

 脳卒中かなと思ったのですが……

 薬の可能性は考えはしましたが、薬手帳には記載がなくて……

 「くすりもりすく」だから根こそぎ聞かないと。まぁでも急ぐのは脳卒中だから CT を撮影するのは問題ないんじゃない
研修医

 意識障害の対応に苦労したようですね
坂本 Dr

 意識が悪い高齢者だと、どうしても脳卒中や頭部外傷などの頭蓋内疾患を考えてしまって……

 そうだね。脳卒中は発症時間が大切で、急がなければならないことは間違いないね。しかし、意識障害の原因は脳卒中以外にもたくさんあるんだよ

 AIUEOTIPS でしたっけ……たくさんありすぎて……トリアージではどこに注目すればよいですか？

 AIUEOTIPS を順番に鑑別してる時間はないからね。バイタルサインは当然のこととして、ほかの大切なポイントを整理しておこう

トリアージポイント

意識障害では発症時間・患者背景を意識して判断しよう！

☑ ①意識障害の程度は？：普段と比較し評価を！

「普段と違います」「なんとなく反応が悪いです」といった訴えで家族や施設職員が患者さんを救急外来へ連れてくることは珍しくありません。患者さんの状態を客観的に評価する際に用いるのが JCS（Japan Coma Scale）（表2）や GCS（Glasgow Coma Scale）（表3）です。どちらでも評価できるように訓練しておきましょう。

注意点は、必ず普段の意識状態と比較し評価することです。たとえば認知症があり、

表2　Japan Coma Scale

大分類	小分類	JCS
1桁 自発的に開眼・ 瞬き動作・ または話をしている	意識清明のようだが、今ひとつはっきりしない	1
	今は何月か、どこにいるのか、または周囲の者（看護師・家族）がわからない	2
	名前または生年月日が言えない（不変的なもの）	3
2桁 刺激を加えると 開眼・離握手・ または言葉で応じる	呼びかけると開眼、離握手、または言葉で応じる	10
	身体を揺さぶりながら呼びかけると開眼、離握手、または言葉で応じる	20
	痛み刺激を加えながら呼びかけると開眼、離握手、または言葉で応じる	30
3桁 痛み刺激を加えても 開眼・離握手・そして 言葉で応じない	刺激部位に手をもってくる	100
	手足を動かしたり、顔をしかめる	200
	まったく反応しない	300

表3　Glasgow Coma Scale

大分類	小分類	GCS
A：開眼 eye opening	自発的に	E4
	言葉により	E3
	痛み刺激により	E2
	開眼しない	E1
B：言葉による応答 verbal response	見当識あり	V5
	錯乱状態	V4
	不適当な言語	V3
	理解できない声	V2
	発声がみられない	V1
C：運動による最良の応答 best motor response	命令に従う	M6
	痛み刺激の部位に手足をもってくる	M5
	四肢を屈曲する（逃避をするような屈曲）	M4
	四肢を屈曲する（四肢が異常屈曲位へ）	M3
	四肢伸展	M2
	まったく動かさない	M1

普段から3/JCSの人であれば、当然3/JCSであっても意識清明です。逆に、受け答えはある程度しっかりできるものの、普段ならば間違えることのない日付や忘れることのない場所の名前が出てこない、なんとなくおかしなことを言っているなど、わずかでも普段と異なる場合には「意識障害あり」と判断します。家族や施設職員が訴えることが

多い「なんとなくおかしい」を「年のせい」「認知症だろう」などと判断してはいけないのです。重度の意識障害を見落とすことはありません。<u>一見すると問題なさそう、しかし普段をよく知る人からすると異なる意識障害患者を見抜くのがポイントです。</u>

☑ ②発症様式（onset）、時間経過（time course）は？

意識障害がどのように発生し、どういった経過をたどっているのかは非常に大切です。「友人と会話中に突然意識障害を認めた84歳男性」と「起床時から徐々に反応の低下が認められた75歳の女性」では、それぞれ考える疾患が異なりますよね。前者はクモ膜下出血や大動脈解離に代表される脳卒中や心血管疾患を疑いますが、後者は急性腎盂腎炎などの感染症による敗血症を疑います。また、現場では100/JCS程度の重度の意識障害であった患者が時間とともに改善傾向にあれば、それはてんかんなどによる痙攣後の状態を見ているのかもしれません。

バイタルサインや身体所見とあわせて最終的に評価しますが、トリアージの段階では、<u>いつから意識障害を認め、それがどのように推移しているのかを確認することが大切です。突然発症の意識障害、徐々に悪化する意識障害は「赤」トリアージとするべきでしょう。</u>

☑ ③バイタルサインの注目点は？：頭蓋内疾患らしいバイタルサインは？

JTASでは、ショックの場合には超緊急、qSOFAやSIRSを2項目以上満たす場合には【赤】で緊急事態と記載されています。また、意識以外のバイタルサイン1項目でも異常なら【黄】です。すなわち、<u>意識障害を認める時点でマズい状態であることを認識し対応することが大切です。バイタルサインに異常を認める場合には、原因が何であれ、緊急性が高い状態であり即対応する必要があります。</u>

脳卒中に伴う意識障害の場合には、頭蓋内圧が普段と比較し亢進していることから、体血圧を上昇し脳血流を維持しようとする機能が働きます。つまり、<u>収縮期血圧が普段と比較して高いようであれば脳卒中らしいバイタルサインといえます。</u>逆に急性の意識障害や麻痺を認めても血圧が高くない場合には、脳卒中以外の疾患も考慮する必要があります。トリアージにはあまり時間をかけられないため、細かな評価は不要ですが、意識障害の原因が頭だと思ったにもかかわらず収縮期血圧が高くない場合には、そこに違和感を持ち医師に伝えるとよいでしょう（コラム「Stroke mimicsとは」参照）。

また、瞳孔も重要です。左右差を認める場合や、対光反射が消失している場合には頭蓋内疾患らしくなります（case17「四肢の脱力（麻痺）」表1参照）。

表 4　意識障害患者でまず行う 4 つのこと：Do "DON'T"

D	O	N	T
Dextrose	**Oxygen**	**Naloxone**	**Thiamine**
ブドウ糖	酸素	ナロキソン	ビタミンB1

☑ ④初発か否か：前にも同じようなことはありませんでしたか？

　多くの意識障害患者は、以前に同様の状態を経験したことがありません。しかし、てんかんによる痙攣後、施設入所中の高齢者の誤嚥性肺炎や尿路感染症による意識障害、精神疾患患者の薬物過量内服、肝性脳症による意識障害などは繰り返し認めることがあります。以前にも同様のことがあったか否かを確認すると、意外にも近道がある場合もあるので確認しましょう。もちろん、「また○○でしょ」といった早期閉鎖はいけませんが、鑑別を助ける 1 つの術となることは間違いありません。

☑ ⑤低血糖の可能性は？

　意識障害患者を診た際に行うべきこととして「DO "DON'T"」という語呂合わせもまた有名です（表 4）。これは「とりあえず意識障害患者ではこの 4 つを行いなさい」というものですが、その理由はわかるでしょうか。日本においては麻薬中毒は決して多くないため麻薬の拮抗薬であるナロキソンをルーティンに投与することはありませんが、ブドウ糖、酸素、ビタミン B1 は意識障害患者ではつねに意識しておく必要があります。なぜなら、低血糖や低酸素状態は早急に介入する必要があるからです。

　低血糖は糖尿病患者において、インスリンや SU 薬（スルホニルウレア薬）を使用している患者に多いものの、胃切除後や敗血症、さらには薬剤性でも起こりえます。血糖値の確認は迅速に行うことが可能であり侵襲度も低いことから、意識障害を認める場合には必ず確認するようにしましょう。低血糖による意識障害であれば、JTAS にも記載がある通り【赤】として、速やかにブドウ糖ならびにビタミン B1 の投与を行います。

☑ ⑥内服薬は？

　インスリンや経口血糖降下薬、今回の症例のような睡眠導入剤や抗精神病薬、そのほか抗てんかん薬など、飲んでいる薬から患者背景を知ることで、引き起こされる意識障害の原因を推定しやすくなります。意識障害患者では、本人からの聴取は難しいことが多いため、薬手帳や紹介状などで確認するとよいでしょう。

1 意識障害の程度を客観的に評価！ 普段との比較を忘れずに！

2 発症様式、時間経過を意識して緊急度の判断を！

3 患者背景、内服薬から原因を想起！ 迷ったら血糖値を確認！

column

Stroke mimics とは

　左上肢の麻痺を認めるからといって脳卒中が原因とはかぎりません。麻痺や構音障害など脳卒中を疑う所見を認めるものの、実は脳卒中以外の原因であることがあり、その原因となる疾患、病態を「stroke mimics」と呼びます。Stroke mimics には低血糖、大動脈解離、てんかんなどの痙攣後のほか、片頭痛や転換性障害、外傷、薬剤性、感染性心内膜炎、髄膜炎など鑑別は多岐にわたります。

　Stroke mimics か否かを見積もるスコアがあります（表5）。6項目からなり、点数が高いほど stroke mimics の可能性が低く、真の脳卒中らしいとされます。高齢者よりも若年者、血圧が高い人よりも正常ないし低い人、顔面麻痺がない、痙攣を認める場合には stroke mimics らしく、心房細動があり、麻痺・構音障害などの症状が重度（NIHSS 高値）の方が脳卒中らしいことがわかります[1,2]。単一の指標で stroke mimics か否かは判断が難しく、これらを総合的に評価するのがポイントです。

表5　stroke mimics or not

評価項目	点数	合計点数	mimics の確率
①年齢	年齢 ×0.2	5 点	66%
②心房細動	6 点	10 点	50%
③高血圧	3 点	15 点	36%
④痙攣	−6 点	20 点	25%
⑤顔面麻痺	9 点	25 点	16%
⑥ NIHSS > 14 点	5 点	30 点	8%

NIHSS : National Institutes of Health Stroke Scale

（文献 1、2 より作成）

引用・参考文献

1) Ali, SF. et al. The TeleStroke mimic（TM）- score : a prediction rule for identifying stroke mimics evaluated in a Telestroke Network. J Am Heart Assoc. 3（3）, 2014, e000838.
2) Ali, SF. et al. Validating the TeleStroke Mimic Score : A Prediction Rule for Identifying Stroke Mimics Evaluated Over Telestroke Networks. Stroke. 49（3）, 2018, 688-92.
3) 坂本壮. 救急外来 ただいま診断中！. 東京, 中外医学社, 2015, 1-478.
4) 坂本壮ほか. あなたも名医！意識障害. jmedmook61. 東京, 日本医事新報社, 2019, 1-166.

CASE 11 失神

症例

| 年齢 | 76歳 | 性別 | 男性 | 症状 | 食事中に気を失った |

☑ **Vital signs**（トリアージ時）

意識清明　血圧：109/64mmHg　脈拍：58 回 / 分　呼吸数：16 回 / 分

SpO₂：97%　体温：36.1℃

トリアージしてみよう

☑ JTAS：【008】 失神・失神前状態

　今回の症例を JTAS（図1）に当てはめてみると、具合はよさそう、バイタルサインも SIRS や qSOFA の項目もどれも満たさず【緑】となりそうです。しかし、前駆症状を伴うものは【黄】、認めないものは【赤】とあります。え？ ってことは失神・失神前状態の患者さんのトリアージは【赤】or【黄】ってこと？【緑】の条件とは？ 頭が混乱……。

ヒント：
Emergency Doctor's eye

☑ 失神の定義：満たすべき3つの条件を理解しよう！

　皆さんは、失神の定義をご存じでしょうか。意識消失、一過性の意識障害、一過性脳虚血発作（transient ischemic attack, TIA）、一過性全健忘（transient global amnesia, TGA）、何やら似たような言葉がたくさんありますが、正確に理解しているでしょうか。

　失神とは「一過性の意識消失発作の結果、姿勢が保持できなくなり、かつ自然に、また完全に意識の回復が見られること」と定義されています[1]。つまり、以下の3つの条件を満たすことがポイントとなり、それゆえの注意事項があります。

coeding system **JACRS**	code	**008 失神・失神前状態**

成人：第1段階

1 バイタルサイン	**1** 重度呼吸障害
	1 ショック
	1 意識障害（高度）（GCS 3-8）
2 バイタルサイン	**2** 中等度呼吸障害
	2 循環動態不安定
2 新規発症のリズム障害、不整脈・脈拍数の変化	**2** 意識障害（中等度）（GCS 9-13）
	2 発熱、免疫不全
2 前駆症状を認めないもの	**2** 敗血症疑い（SIRS 診断基準または quick SOFA の2項目以上を満たす）
2 労作時発症	**3** 軽度呼吸障害
	3 脈拍・血圧の異常値（循環動態は安定）
3 バイタルサイン	**3** 発熱（具合悪そう）、SIRS 診断基準の2項目未満
3 前駆症状を伴うもの、または急な体位変換に伴うもの	
4 バイタルサイン正常、症状は軽快	

図1　JTAS2017：失神・失神前状態［成人 症候リスト］

（出典：JTAS2017）

①一過性の意識消失発作

　脳血流が35%程度低下、また6〜8秒の血流停止によって意識消失するといわれています。失神の原因によって前駆症状の有無など随伴症状は異なりますが、原則として失神は瞬間的な意識消失発作であり、突然発症です。突然発症は危険なサインでしたね（introduction03「痛みを訴える患者のトリアージ」参照）。

②姿勢保持筋緊張の消失

　救急外来では、自宅でドンという音がして見に行くと倒れていた、椅子から崩れるようにして頭をぶつけた、といった患者さんが多く訪れます。皆さんも長風呂をして立ち上がった時にフラッとしたことありますよね？完全に意識を失わなければ、しゃがんだり手足の力を入れることで症状の改善が期待できますが、その余力がない場合には立っていられず倒れてしまうわけです。瞬間的に倒れてしまったらどうなるでしょうか？意識がしっかりあれば倒れそうになったときに手を出すなど防御の姿勢がとれますが、気を失っている場合にはそれができません。それゆえに頭部や顔面の外傷を伴いやすくなります。

　救急外来では外傷患者さんも多く来院しますが、受傷機転が不明瞭な場合には、背景に失神など内因性の要素がないかを必ず確認しましょう。

③速やかな症状の改善

　失神患者の多くは来院時には意識は清明です。訴えもなくけろっとしていることも少なくありません。意識消失後に横になるなどして脳血流が回復しているため、元通りの状態に戻っているわけです。

　もしもトリアージ時に意識障害を認める場合には、それは失神ではなく意識障害ですから、対応が異なります（case10「意識障害」参照）。失神と意識障害では鑑別診断が大きく異なるため、普段通りの意識状態かを必ず確認しましょう。2/JCSであっても普段と同様であれば意識は清明、異なれば意識障害です。

☑ 失神の鑑別診断：失神は危険な症候であることを理解しよう！

　失神の満たすべき条件は理解できましたね。それでは、失神の原因にはどのようなものがあるのでしょうか。失神は大きく3つ（心原性［心血管性］失神・起立性低血圧・反射性失神）に分類されます（表1）。頻度が高いのは反射性失神ですが、トリアージの段階で見逃してはいけないのは、心原性（心血管性）失神、そして起立性低血圧のなかの循環血液量低下（消化管出血など）です。反射性失神であれば予後は良好ですが、大動脈解離や肺血栓塞栓症を見逃しては大変ですよね。また、出血患者では現時点で大丈夫であっても再度出血を認めるかもしれません。失神の原因によって緊急度や重症度が大きく異なるため、3つの分類のどれに該当するのかを判断することが失神のトリアージでは重要となります。

　今回もトリアージの事例から考えていきましょう。

表1　失神の分類

分類		鑑別疾患・原因
心原性 （心血管性） 失神	不整脈	徐脈／頻脈性不整脈、薬剤性不整脈
	器質的心疾患	大動脈弁狭窄症、閉塞性肥大型心筋症 大動脈解離、肺血栓塞栓症 など
	その他	クモ膜下出血、腹部大動脈瘤切迫破裂 など
起立性低血圧	一次性自律神経障害	自律神経障害、パーキンソン病 など
	二次性自律神経障害	糖尿病、尿毒症、アルコール性 など
	薬剤性起立性低血圧	アルコール、降圧薬、利尿薬 など
	循環血液量低下	出血、下痢、嘔吐 など
反射性失神	血管迷走神経反射	精神的ストレス（恐怖、疼痛 など）
	状況失神	排尿、排便、咳嗽、食後
	頸動脈洞症候群	ひげ剃り、きつめの襟元 など

（文献2より作成）

問診しよう（家族が同伴している）

 Ns. （食事中に気を失った？ むせ込んだのかなぁ…）今日はどうしました？

 ……

 家族 食事中に気を失っちゃって……喉に何か詰まったかと思ったのですが、そういうわけではなさそうで

 苦しくはなかったのですか？

 ん？ 今？ 苦しくはないよ。よく覚えてないね

 具体的に、食事を食べているときにどうなってしまったのですか？

 家族 私の横にいたんですけど、食べ始めてちょっとしたら私の肩にもたれかかってきて、「どうしたの」って声かけても反応がなかったんです。それでしばらくして反応があって……

 大丈夫だと思うけどね……

 そうですね……（今問題なさそうでバイタルサインは安定しているから【緑】でよいかなぁ。前駆症状ってよくわからないし……）

医師に相談

 失神の患者さんですが、今は特に訴えがないので【緑】にしているんですけどよいですか？

 研修医 バイタルサインは問題ない？ 痛みない？ 心電図確認した？

 バイタルサインは問題ないです。痛みも……ないです。心電図は確認していないです

 失神だったら心電図みないと。これ鉄則だから！

 はい……

心電図検査後…

 心電図問題なさそうですけど……

 なら【緑】でよいです。ちょっと病棟で呼ばれたのでその後診察します

しばらくして……

 先輩 Ns. 忠誠さん、さっきトリアージした患者さん、トイレで失神したみたいよ

 え？！

 とりあえず中に入れてモニターつけましょう。先生にも連絡して！

 はい！

最終診断：完全房室ブロック

振り返り

 失神って難しいですね、トリアージしたときまったくなんともなかったのに……

 いや、でも対応はあれでよかったんじゃないですか。心電図も確認したし……

 坂本 Dr. 今回は失神の患者さんですか。いろいろと悩んでいるようですね

 はい。トリアージしたときには特に本人の訴えがなくて、心原性（心血管性）失神も考えはしたんですけど、それらしい症状はなくて……

失神や一過性脳虚血発作は救急外来では頻繁に出会うよね。トリアージ時や診察時に症状がないから重症度を見誤りがちなんだ。ここで重きを置くのはやっぱり病歴だね

心電図は重要ですよね？

研修医

そうだね。失神の場合、不整脈などの心原性失神は必ず意識しなければならないから大切な検査だね。ただし、1回の心電図で原因となった不整脈をキャッチできるかというとそんな簡単ではないんだ

どうしたらよいですか？ 同じような患者さんが次に来ても対応できる自信がないです

具体的な疾患を意識して問診すること、そしてバイタルサインを経時的に確認することが大切なんだ。救急外来ってなかなか時間を味方につけることが難しい場所ではあるんだけど、失神診療って初めが肝心で、モニターをつけながら病歴や身体所見を確認するのがお勧めだね

なるほど……短時間では判断が難しいから、モニタリングは少なくとも始めるといった感じでしょうか

そうなんだよ。施設の看護師さんなど医療者が付き添いで来てくれる場合には、待ち時間の推移も注意深く確認できるけど、家族や友人の場合には難しいよね。失神はトリアージ力が問われる最大の症候といっても過言ではない。ポイントを整理しておこう

トリアージポイント
失神は危険な症候であることをまずは認識せよ！

　失神は原因を考えると緊急度が高く、致死的な疾患が含まれていることがわかります（表1）。しかし、トリアージ時には重篤感がなく、トリアージレベルは低く評価したものの、最終的には緊急性の高かった疾患であったというケースは、少なからず経験しているのではないでしょうか。鑑別疾患は多岐にわたりますが、トリアージ時に行うべきことは決して多くはありません。

☑ ①バイタルサインは普段と比較：安静時と労作時もチェック！

　バイタルサインは普段と比較することが重要でしたね。わずかでも意識障害を認める場合には、失神ではなく意識障害として対応する必要があります（case10「意識障害」参照）。

　脈拍が不整の場合には心房細動の可能性も考え、以前から不整脈を指摘されていないか、抗凝固薬（ワルファリン、DOAC）を内服していないかもあわせて確認しましょう。

　頻脈、頻呼吸、低酸素血症をわずかでも認める場合には肺血栓塞栓症の可能性も考えます。安静時にはすべて落ち着いているようにみえても、労作時には呼吸困難などの症状とともにバイタルサインの異常を来すことがあり、それが疑いのサインとなることも

表2　心血管性失神 (HEARTS)

H Heart attack（AMI）	E Embolism (pulmonary embolism)	A Aortic dissection Aortic stenosis AAA rupture
急性心筋梗塞	肺血栓塞栓症	大動脈解離 大動脈弁狭窄症 腹部大動脈瘤破裂
R Rhythm disturbance	T Tachycardia（VT）	S Subarachnoid hemorrhage
不整脈	心室頻拍	クモ膜下出血

あります。トリアージ時には評価が難しいことも多いため、来院までの間の労作時に呼吸が苦しい・動悸がするなどの症状がなかったかを確認するとよいでしょう。

☑ ②どのような状態で失神したのか？：発症時の状況をチェック！

　失神はどこでも起こりえますが、頻度の高い反射性失神はわかりやすい誘因があります。排尿・排便前後、食後数時間以内に起こる食後低血圧などが代表的です。意識を失う前にどのような行動をしていたかは必ず確認しましょう。

　臥位や座位から起き上がった・立ち上がった直後に失神したのであれば起立性低血圧の可能性が高くなります。それに対して、臥位の状態で意識を失った・労作時に意識を失ったのであれば積極的に心原性失神を疑いますよね。

　心原性（心血管性）失神は HEARTS（表2）と覚えましょう[3]。これらの疾患を見抜くためには、それぞれの疾患の特徴を理解しておく必要がありますが、トリアージ時には痛みの有無（頭痛→クモ膜下出血、頸部痛→クモ膜下出血・大動脈解離、胸痛→急性心筋梗塞・大動脈解離・肺血栓塞栓症、腹痛→急性心筋梗塞・大動脈解離・腹部大動脈瘤切迫破裂、背部痛→大動脈解離、など）、血圧の左右差、四肢の左右差は確認しましょう。慣れればそれほど時間はかかりませんからね。

☑ ③心電図&モニタリングを行い、床上安静：時間を味方につけよう！

　完全房室ブロックや心房細動などを失神患者で認めれば、原因は不整脈の可能性が高く、早期の治療介入が必要となります。注意点として、これらの不整脈は1回の心電図では拾い上げるのは難しいということです。そりゃそうですよね、不整脈が持続していないからこそ現在は元通りに戻っているわけです。

　それでは、どのようにすれば不整脈をキャッチすることができるのでしょうか。心電

図を繰り返し確認する、ホルター心電図など長時間の心電図を行うなども選択肢となりますが、今まさに失神を引き起こしたのであれば、不整脈を検出しやすいのは「今」となります。12誘導心電図を記録し続けることは難しく、また紙の無駄使いとなりますが、モニター管理することはできますよね。バイタルサインや最低限の病歴聴取をしたら、救急外来の経過観察ベッドなどでモニター管理しつつ対応するとよいでしょう。すぐに医師の診察がなされなくても、何か不整脈が認められれば記録されます。また、モニター管理し監視下とすれば、症状再燃時の外傷なども防ぐことができます（コラム①「上手な時間の使い方」参照）。

☑ ④出血源はないか？：便の性状、妊娠の有無をチェック！

　失神の原因として出血に伴う起立性低血圧も見逃してはいけません。明らかな吐血や下血、血便を認めれば、それを主訴に来院することが多いですが、認めない場合、または血便や下血に気づかず来院することもあります。黒色便の有無など便の性状は確認するようにしましょう。女性では必ず妊娠の可能性も考慮しましょう。トリアージ時には周囲の環境に配慮して確認することを忘れずに（コラム②「トリアージは環境に配慮して」参照）。

☑ ⑤見た目にだまされないで

　失神は見た目にだまされアンダートリアージしがちです。数日前に意識を失ったものの、その後まったく問題がない場合には【緑】トリアージでもかまいませんが、失神直後や数時間以内の受診であれば、モニター管理は早期に行い対応すべきと考えます。その際、心原性（心血管性）失神や出血に伴う起立性低血圧を疑う、または否定できない場合は【赤】、そうでなければ【黄】とするのがよいでしょう。

一歩上のトリアージ

1 失神は危険な徴候と心得よ！ 見た目にだまされてはいけない！

2 具体的な疾患を意識し評価しよう！

3 モニタリングを早期に行い、時間を味方につけて対応しよう！

①上手な時間の使い方

　救急外来はたいてい混雑しています。この混雑を緩和させるのにトリアージも大きく影響しています。適切なトリアージによって早期に対応すべき患者さんをピックアップすれば、待ち時間の間に状態が悪化して慌てたり、対応に時間がかかってしまうことを回避できますよね。

　本症例のように、失神に代表される意識消失の患者さんの場合には、何か1つの目安で緊急度の高い疾患を除外することはできません。胸痛のときには心電図をとりながら病歴聴取することをおすすめしました（case02「胸痛」参照）が、それと同様に、意識消失の患者さんではモニタリングしながら病歴聴取や身体所見をとるとよいでしょう。医師が診察するのがたとえ30分後であったとしても、その間の様子が記録されていることは重症度の判断に大きく影響します。

②トリアージは環境に配慮して

　患者さんの訴えやバイタルサイン、場合によっては身体所見を確認する際には、周囲の目も気にする必要があります。人前で言いづらいこともありますし、見せたくない部位もありますよね。また、両親やパートナーへは知られたくないこともあるでしょう。自身が患者の立場だったらと考え、周囲の環境に配慮したトリアージを行うようにしましょう。

引用・参考文献

1）　日本循環器学会ほか．失神の診断・治療ガイドライン（2012年改訂版）．https://www.j-circ.or.jp/cms/wp-content/uploads/2020/02/JCS2012_inoue_h.pdf
2）　Moya, A. et al. Guidelines for the diagnosis and management of syncope (version 2009). Eur Heart J. 30 (21), 2009, 2631-71.
3）　坂本壮．救急外来 ただいま診断中．東京，中外医学社，2015，1-478.

症　例					
年齢	36歳	性別	男性	症状	13:30 痙攣

☑ **Vital signs**（トリアージ時）

意識：1/JCS　血圧：129/61mmHg　脈拍：88 回 / 分　呼吸数：20 回 / 分

SpO_2：96%　体温：36.9℃　瞳孔所見：3.0/3.0 ＋ / ＋　明らかな痙攣なし

トリアージしてみよう

☑ JTAS :【405】けいれん

　今回の症例を JTAS（図 1）に当てはめてみると、症状は軽快し意識はほぼ普段と同様のため【黄】となりそうです。誰が見ても明らかな痙攣が持続していれば即対応、また中等度以上の意識障害を認める場合には【赤】以上というのは理解しやすいですが、痙攣が止まっている場合にはどのような点に注意してトリアージを行えばよいのでしょうか。全例【黄】トリアージでよい？ 痛みや発熱の有無などが評価項目に含まれていますが、それはなぜ？ 痙攣だと思ったら実は……なんてこともあり、いったいどうしたらよい？

ヒント：
Emergency Doctor's eye

☑ 痙攣の原因

　痙攣と聞いて、どのような原因が思いつくでしょうか。痙攣と聞くと、「てんかんかもしれない」と考えがちですが、そんなことはありません。てんかんを正しく理解するとともに、痙攣を引き起こす可能性のある疾患を整理しておきましょう。

　「てんかん診療ガイドライン 2018」には「てんかんとは、てんかん発作を引き起こす持続性素因を特徴とする脳の障害である。すなわち、慢性の脳の病気で、大脳の神経

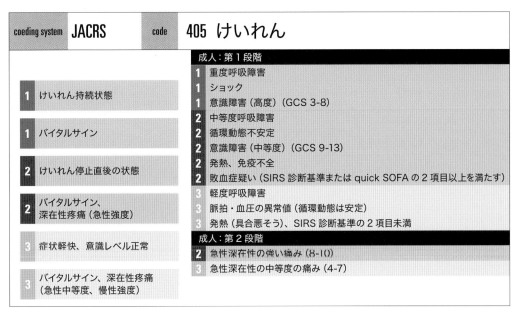

| coeding system | **JACRS** | code | **405 けいれん** |

		成人：第1段階
1	けいれん持続状態	**1** 重度呼吸障害
		1 ショック
1	バイタルサイン	**1** 意識障害（高度）（GCS 3-8）
		2 中等度呼吸障害
2	けいれん停止直後の状態	**2** 循環動態不安定
		2 意識障害（中等度）（GCS 9-13）
2	バイタルサイン、	**2** 発熱、免疫不全
	深在性疼痛（急性強度）	**2** 敗血症疑い（SIRS 診断基準または quick SOFA の2項目以上を満たす）
		3 軽度呼吸障害
3	症状軽快、意識レベル正常	**3** 脈拍・血圧の異常値（循環動態は安定）
		3 発熱（具合悪そう）、SIRS 診断基準の2項目未満
		成人：第2段階
3	バイタルサイン、深在性疼痛	**2** 急性深在性の強い痛み（8-10）
	（急性中等度、慢性強度）	**3** 急性深在性の中等度の痛み（4-7）

図1　JTAS2017：けいれん［成人 症候リスト］

（出典：JTAS2017）

CASE 12 けいれん

細胞が過剰に興奮するために、脳の発作性の症状が反復性に起こる。発作は突然に起こり、普通とは異なる身体症状や意識、運動および感覚の変化などが生じる。明らかな痙攣があればてんかんの可能性は高い」と記載されています[1]。重要なことは、てんかんは慢性の脳の病気であり、1回痙攣を起こしたからといっててんかんとはかぎらないこと、そして痙攣の様式がてんかんらしいか否かを評価することが重要であるということです。

てんかんと鑑別すべき疾患

　成人において、てんかんと鑑別すべき疾患としては表1のような疾患が挙げられ、頭蓋内疾患以外にも複数の鑑別を要することがわかります[1]。特に大切なのが失神です。典型的な失神では痙攣は認められませんが、脳血流が速やかに回復しない場合には痙攣することもあります。通常、失神し倒れるなどして横になると脳血流が回復し速やかに意識が戻りますが、何かにもたれかかる、または誰かに支えられるなどして立位や座位の状態が保持され、脳への血流が速やかに戻らない状態となると痙攣してしまうことがあるのです。てんかんと診断されている人のなかに、実は心原性失神である人が一定数含まれるため、たとえてんかんの指摘を受けていても安易にその既往を信じてはいけません。

痙攣性失神とは

　痙攣性失神（convulsive syncope）のよくあるエピソードとして、施設などで高齢者が車椅子に座った状態で昼食をとり、その後しばらくして意識消失（食後低血圧が多

表1　てんかんと鑑別すべき疾患

①失神

②心因性非てんかん発作

③過呼吸やパニック障害

④脳卒中（脳梗塞、脳出血）、一過性脳虚血発作

⑤睡眠時随伴症（レム睡眠行動異常、ノンレムパラソムニア）

⑥急性中毒（薬物、アルコール）、薬物離脱、アルコール離脱

⑦急性代謝障害（低血糖、テタニーなど）

⑧急性腎不全

⑨頭部外傷（1週間以内）

⑩不随意運動（チック、振戦、ミオクローヌス、発作性ジスキネジアなど）

⑪発作性失調症

（日本神経学会監修．てんかん診療ガイドライン2018．p10，医学書院，2018より）

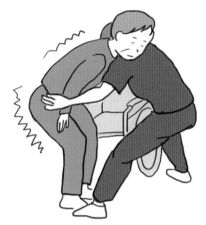

図2　痙攣性失神（convulsive syncope）

いです）、慌てて横にしようとして脇を抱え持ち上げた際に全身をピクつかせるような痙攣を認めるというものです（図2）。この場合の原因はてんかんではなく、脳への血流が低下していることが原因ですから、横にして血圧の回復を待てばよく、基本的に焦る必要はありません。

急性症候性発作とは

　脳血管障害や中枢神経系感染症（髄膜炎など）、中毒などでも痙攣を認めることがあります。これを急性症候性発作といいます。「急性症候性発作とは、代謝性、中毒性、器質性、感染性、炎症性などの急性中枢神経系障害と時間的に密接に関連して起こる発作である」と定義されます[1]。つまり、てんかんのような慢性的な脳の病変でなくても痙攣することがあり、表2[1]のようにその原因は多岐にわたるのです。トリアージの段階では、これらすべてを鑑別することはできませんから、安易にてんかんと診断しないこと、そして可能であれば、患者背景から起こしやすい痙攣の原因を想起し対応します（2型糖尿病患者でインスリンなど血糖降下薬を使用している場合には低血糖を除外するなど）。

☑ 痙攣の初期対応

　トリアージをしている際に痙攣を認めてしまったらどうするべきでしょうか。ジアゼパム（セルシン®）やロラゼパム（ロラピタ®）などの薬剤を覚えることも大切ですが、まずは人を集め、バイタルサインを確認しましょう。

表 2　主な急性症候性発作

脳血管障害	脳血管障害から 7 日以内に起こる発作
中枢神経系感染症	中枢神経系感染症の活動期に起こる発作
急性自己免疫性脳炎	抗 NMDA 受容体抗体脳炎 など
頭部外傷	頭部外傷から 7 日以内に起こる発作
代謝性・ 全身性疾患	電解質異常、低血糖、非ケトン性高血糖、尿毒症、低酸素性脳症、肝性脳症、高血圧性脳症、子癇、posterior reversible encephalopathy syndrome（PRES）、全身性エリテマトーデス（SLE）、ミトコンドリア脳症など全身性疾患に関連して起こる発作
中毒	麻薬（コカインなど）、処方薬（アミノフィリン、イミプラミンなど）、危険ドラッグ、薬剤過剰摂取、環境からの曝露（一酸化炭素、鉛、樟脳、有機リンなど）、アルコール（急性アルコール中毒など）に曝露している間に起こる発作
離脱	アルコールや薬剤（バルビツレート、ベンゾジアゼピンなど）の依存があり、中止後 1〜3 日以内に起こる発作
頭蓋内手術後	頭蓋内脳外科手術の直後に起こる発作
脱髄性疾患	急性散在性脳脊髄炎、多発性硬化症の急性期に起こる発作
放射線治療後	被曝後 24 時間以内に起こる発作
重複要因	同時に起きたいくつかの状況と関連した発作

（日本神経学会監修．てんかん診療ガイドライン 2018．p154，医学書院，2018 より改変）

CASE
12
けいれん

　なぜ人を集めるのか、それは心停止のときも同様ですが、1 人で対応することは難しいからです。応援を呼び、すぐに初療室へ移動し医師とともに対応しましょう。

　バイタルサインは血圧や瞳孔所見も大切ですが、まずは橈骨動脈がきちんと触れることを確認しましょう。前述した痙攣性失神（convulsive syncope）の場合には、血圧は低いのに対して、てんかんなど頭蓋内疾患による痙攣の場合には一般的に血圧は高くなります。血圧が低い状態でジアゼパムなどの薬を使うのは NG であり、つねに原因を意識した対応が必要となります。急性心筋梗塞による心室細動でも痙攣を認めることがあります。橈骨動脈も触れず心停止の判断で CPR を開始し、モニターで波形確認後、速やかに除細動を行うことになります。痙攣だからジアゼパムと考えているとおそろしいことがわかりますよね。

　痙攣は、一般的に緊急度の高い症候である一方で、来院時には治まっていてバイタルサインが安定している患者も少なくありません。具体的にどこに注目してどのようにトリアージするとよいのか、トリアージの事例から考えていきましょう。

問診しよう（患者の同僚が同伴している）

 （痙攣！ 今は大丈夫なのかな）今日はどうしましたか？

 ん？ いや、何かよくわからないのですが……

 仕事をしているときに痙攣？ なんかガタガタってなって倒れちゃったんです

 13 時半……今から 30 分前ごろですね

 休憩室のソファでちょっと様子見てたんですけど、反応が悪いので社長と相談して連れてきました

 何しているときに痙攣してしまったのですか？

 たぶん仕事中、車の整備をしていて……

 おそらく部品なんかの荷物の整理を倉庫でしてたんですけど、そしたら大きな音がして行ってみたら、荷物がばらまかれてて、その脇に倒れてたんですよね

 そのときに痙攣していたのですか？

 そうですね。なんかこう突っ張ったような感じで手をガタガタさせていました

 どれぐらい続いていました？

 5 分ぐらいですかねぇ

 今は普段と変わらないですか？

 ん？ えぇまぁ

 なんかまだぼぉーっとしている感じしますけどね

 そうですか……（今は問題なさそうでバイタルサインは安定しているから【黄】、それともまだ意識清明ではないし痙攣停止直後と考えて【赤】？ そもそも原因は何だろう）

医師に相談

 痙攣の患者さんなんですが……

 痙攣？ 今は止まってる？

 はい。今は大丈夫です

 よかったぁ。止まっているなら大丈夫そうですね

 トリアージ的には【赤】かなと思うのですが……

 え？ あ、そうなんですか。バイタルも問題ないんですよね？【黄】でもよいような気がするけどなぁ……

 ちょっとぼーっとはしていますがバイタルは安定しています

 さっきの痙攣後の患者さん、リカバリーに移動したわよ。モニターつけて観察した方がいいから

 え？ あ、はい……

医師の診察中

 大丈夫ですか？

 はい。今はなんともないです

 今は普段通りな気がします

 トリアージしたときよりも顔色がよいような気がしますね

よかった。今までに同じような経験は
ありますか？

 いや、特にないです

 治療中の病気や飲んでいる薬などはあ
りますか？

 いや、それも特にないですね

 そうですか（どうしたら……とりあえ
ず採血、頭部 CT かな……）

最終診断：てんかん

....

振り返り

 痙攣って焦りますよね。小児の熱性痙
攣は何度か経験がありますが、その場
合も多くは来院したときには止まって
いるので、実際に目の前で痙攣したら
どうしたらよいのか……

 そうなんですよね。とりあえずルート
確保してセルシン® を静注ってのはわ
かっているのですが、本当にそれでよ
いのか自信がないです

 今回は痙攣ですね。痙攣は重症度や緊
急度の判断で悩みがちですよね
坂本 Dr.

 そうなんです。今回のように若干意識
は悪いもののバイタルサインが安定し

ている場合には 1 分 1 秒は争わない
かなと思いまして……

 次また起こるかわからないから、すぐ
に対応するのがいいんじゃないですか
研修医

 痙攣症例は救急車で来院することも多
いですが、来院時には止まっていて重
篤感がなく、アンダートリアージしが
ちですよね。痙攣という主訴だけれど
も実は悪寒戦慄だったなど、真の痙攣
ではないことも救急外来では経験する
ため、「本当に痙攣したのかな？」と
懐疑的になってしまい、根拠なくトリ
アージレベルを下げがちです。トリ
アージの段階ではあまり時間もかけられ
ないため、まずはモニタリングできる
状況下で精査を進めていくと理解して
おけば OK です

 とりあえずざっと評価したらリカバリ
ーベッドなどでモニタリングを開始し
ておくということですか？

 そうですね。失神診療と同様に考えれ
ば OK です。実際に失神が原因で痙攣
することもありますからね。失神も痙
攣も病歴聴取が重症度に大きく関わる
のですが、待合室でのトリアージでは
時間がかけられませんからね。病歴も
具体的にどのような疾患を意識するか
を頭に入れておかなければ、的を絞っ
た問診はできません。そのあたりを今
回は整理しておきましょう

CASE
12
けいれん

痙攣はてんかんと決めつけず、モニターしながら病歴聴取！

　強直性や間代性の痙攣が持続している場合には、可能なかぎり速やかに止める必要があるため、すぐに診察に移行する必要があります。原因を意識しながら痙攣を止めることが必要ですが、トリアージの段階では細かなことは抜きにして、「痙攣、持続しています」と救急室に駆け込むので OK です。

　ここでは、見た目の痙攣は治まっている患者さんに対する診るべきポイントを整理しておきます。

☑ ①緊急性の判断は？

　痙攣の原因を大きく頭蓋内か否かで分けると、前者の場合には一般的に血圧は高く、後者は正常ないし低いのが一般的です。脳卒中に伴う痙攣（脳卒中発症時に痙攣することもあれば、既往のある人が発作を起こすこともある）であれば高く、心室細動や消化管出血に伴い脳血流が低下して痙攣する場合には血圧は低めとなります。

　トリアージの段階では落ち着いていれば血圧を測定するのがよいですが、また痙攣するかもしれませんから、まずは橈骨動脈を触知し確認するのがよいでしょう。触れづらいなと思ったら、その時点でマズいと判断し応援を依頼しましょう。

☑ ②痙攣か失神か？：モニターしながら病歴聴取を！

　てんかんに伴う痙攣を目の前で見たことはあるでしょうか。救急外来で出会う痙攣で頻度が高いのは、てんかん（症候性てんかん含む）による痙攣、失神に伴う痙攣、そして急性症候性発作（表2）です。これらを鑑別するためには、病歴・身体所見・バイタルサイン（Hi-Phy-Vi）が非常に重要なのですが、それを判断するのには時間がかかります。また、心電図変化は数十秒で判断できるものではなく（case11「失神」参照）、しばらく観察しなければ不整脈によるものかは判断できません（数日、またはそれ以上要することもあり、救急外来での観察のみでは検出困難です。リスクが高い方は入院でモニタリングを継続します）。

　てんかんによる痙攣と失神に伴う痙攣との違いはいくつか報告されており、ここでは以下の3点を覚えておきましょう。

①痙攣の持続時間は？

　てんかんや急性症候性発作による痙攣の場合には数十秒継続します。それに対して、失神の場合（convulsive syncope）には数秒程度で止まるのが一般的です。「10/20 rule」といわれ、痙攣様の動きが10回以下の場合は失神、20回以上であれば痙攣らし

いとも報告されています[2]。

「痙攣はどのくらい続いていましたか？」と目撃者に確認し、すぐに治まったという返答がある場合には失神らしく、数十秒以上であればてんかんや急性症候性発作などによる痙攣らしいと判断できます。ちなみに痙攣が5分以上持続する場合や、一度治まった痙攣が意識状態が完全に回復する前に再度起こった場合には重積状態、より重篤な病態と判断しますが、一般の方が5分以上続いたか否か判断できるかというと難しいと思います。目の前で突然痙攣した患者さんに対して冷静に持続時間を確認することは難しいでしょう。訴えを軽視するわけではありませんが、目撃者の訴えのみで重積と判断するのではなく、実際にはその後の治療効果や時間経過に伴う症状の改善をみて判断します。

②痙攣の始まり方は？

救急外来へは成人のてんかん患者による痙攣以外に、脳卒中既往のある高齢者の症候性てんかん症例が頻度が高く、しばしば遭遇します。異常な電気活動に巻き込まれる脳の部位によって症状は異なりますが、脳の左右どちらかからの異常な信号によって引き起こされることが多いため、認める痙攣の様式も左もしくは右から始まり全般化するのが一般的です。「痙攣は右または左側から始まりましたか？」と確認してみましょう。

③痙攣中の顔や眼の向きは？

てんかんによる痙攣の場合には一般的に、顔面を回旋させ、眼は開いています。また、眼球は共同偏視を認めることが多いです。それに対して失神の場合には、姿勢保持筋緊張が消失し倒れるため、くずれるようにして倒れ、その後にピクピクさせることが多いため、顔を左右どちらかに向けるということはなく、眼球も上転することはあっても左右に偏位することはありません。

てんかんと鑑別を要する疾患として表1にも記載がありますが、心因性非てんかん発作も救急外来では経験します。「らしい」所見として表3の4項目が挙げられますが、てんかんであれば左右どちらかに引っ張られるように回旋するのに対して、イヤイヤするように首を左右へ振る場合や、閉眼している場合には心因性らしくなります。

表3　心因性非てんかん発作：「らしい」所見

①	首の規則的・反復的な左右への横振り運動
②	発作の最中に閉眼している場合
③	発作中に泣き出す場合
④	発作出現に先行して1分以上の閉眼・動作停止を伴う疑似睡眠状態が出現する場合

（文献3より作成）

表4　痙攣を止める薬剤

セルシン®	成人の1回の使用量は5〜10mg、静注、溶解せずに使用
ロラピタ®	成人の1回の使用量は4〜8mg、静注、同量の注射用水、生理食塩水または5%ブドウ糖注射液で希釈してから使用

「痙攣が起こっているときに顔や黒眼の向きはどのような状態でしたか？」と確認しましょう。

☑ ③目の前の痙攣を止める薬剤は？

てんかんや急性症候性発作による痙攣（脳血流が低下して起こった痙攣様の動きではない）では、速やかに痙攣を止めるためにジアゼパム（セルシン®やホリゾン®）やロラゼパム（ロラピタ®）を使用します。すぐに使用できるようにベッドサイドに準備しておきましょう。救急外来では比較的使用頻度の高い薬剤であるため、具体的な投与量を含めて覚えておきましょう（表4）。

一歩上のトリアージ

1 明らかな痙攣を認めている場合には即対応！ 脈を触れ原因を意識して対応を！

2 痙攣再発時の迅速な対応、原因検索のためにモニタリングをしながらトリアージを行おう！

3 ジアゼパム、ロラゼパムの使用方法を理解し、すぐに使用できるように準備しておこう！

引用・参考文献

1） 日本神経学会監修. てんかん診療ガイドライン2018. 東京, 医学書院, 2018, 1-240.
2） Shmuely, S. et al. Differentiating motor phenomena in tilt-induced syncope and convulsive seizures. Neurology. 90(15), 2018, e1339-46.
3） 兼本浩祐ほか. 心因性非てんかん性発作（いわゆる偽発作）に関する診断・治療ガイドライン. てんかん研究. 26 (3), 2009, 478-82.

CASE 13 めまい

症例

年齢	48歳	性別	女性	症状	めまい、気持ち悪い

☑ **Vital signs** (トリアージ時)

意識清明　血圧：131/71mmHg　脈拍：90回/分　呼吸数：18回/分　SpO₂：98%

体温：36.2℃　瞳孔：3/3.5 ＋/＋

トリアージしてみよう

☑ JTAS：【403】回転性めまい

　今回の症例をJTAS（図1）に当てはめてみると、バイタルサインは問題なく、頭位と関係あるかどうかが【赤】か【黄】の判断に重要そうです。しかし、めまいの原因として最も頻度が高いのは良性発作性頭位めまい症（benign paroxysmal positional vertigo, BPPV）であり、それであれば緊急性も高くなく【緑】でよいようにも思います。そもそも「回転性」めまいという項目ですが、浮遊性のめまいであった場合にはど

coeding system	JACRS	code	403 回転性めまい

		成人：第1段階	
1	バイタルサイン	**1** 重度呼吸障害	
		1 ショック	
		1 意識障害（高度）（GCS 3-8）	
2	バイタルサイン	**2** 中等度呼吸障害	
		2 循環動態不安定	
		2 意識障害（中等度）（GCS 9-13）	
		2 発熱、免疫不全	
		2 敗血症疑い（SIRS診断基準またはquick SOFAの2項目以上を満たす）	
2	頭位と関係なし±他の神経症状	**3** 軽度呼吸障害	
		3 脈拍・血圧の異常値（循環動態は安定）	
3	頭位めまい症、他に神経症状を認めない	**3** 発熱（具合悪そう）、SIRS診断基準の2項目未満	

図1　JTAS2017：回転性めまい[成人 症候リスト]

（出典：JTAS2017）

うしたらよいのでしょうか。めまいの性状の確認の仕方は？ トリアージしているこちらがめまいが……。

ヒント：
Emergency Doctor's eye

☑ めまいの鑑別疾患

　めまいの原因として大きく「末梢性めまい」「中枢性めまい」の2つに分けると習ったことはないでしょうか（表1）。耳由来のめまいは末梢性、脳梗塞など頭蓋内疾患によるめまいは中枢性で、それぞれの特徴がまとめられています。これはこれで重要な表なのですが、いくつかの注意事項があります。

　最も重要なこととして、めまいの原因には末梢性・中枢性以外にも前失神を忘れてはいけません。前失神は読んで字のごとく、失神の前段階です。皆さんも臥位や座位の状態で長らくいた後に急に立ち上がった際、ふらっとした経験ありますよね。また、過多月経や消化管出血など、貧血を認める患者さんでは労作時の呼吸困難とともに貧血症状の一つとしてふらつきを認めることがあり、これをめまいと訴え来院する場合も少なくありません。前失神は、失神しなかったのだからOKなのではなく、失神と同様のリスクがあると捉え対応すべき病態です（case11「失神」参照）。

　また、入眠剤（ゾルピデム［マイスリー®］など）、鎮痛薬（プレバガリン［リリカ®］など）、抗てんかん薬（フェニトイン［アレビアチン®］など）、抗パーキンソン病薬、降圧薬などの薬剤によるめまいも救急外来では経験します。めまいを引き起こす薬剤は複数存在するため、すべて把握することは難しいですが、内服薬の把握は重要です。め

表1　末梢性めまい・中枢性めまい

	末梢性めまい	中枢性めまい
めまいの性質	回転性	浮遊性
めまいの程度	重度	軽度
めまいの時間性	突発性・周期性	持続性
めまいと頭位・体位	関係あり	関係なし
耳鳴り・難聴	内耳性はあり	なし
脳神経障害	なし	あり
眼振	一側方視眼振 回転性・水平性	両側方視眼振 垂直性眼振

表2 めまいの鑑別疾患

分類	代表疾患
①末梢性めまい	BPPV、前庭神経炎、メニエール病 など
②中枢性めまい	脳梗塞、脳出血 など
③前失神	心血管性失神、起立性低血圧、反射性失神
④薬剤性	入眠剤、鎮痛薬、抗てんかん薬、抗パーキンソン病薬、降圧薬 など

まいの鑑別疾患は「末梢性」「中枢性」に加えて「前失神」「薬剤性」も覚えておきましょう（表2）。

それでは今回もトリアージの事例から考えていきましょう。

問診しよう

（めまいかぁ、苦手なんだよなぁ……）
今日はどうしました？
Ns.

なんだかめまいがして気持ち悪くて……

（バイタルサインは問題なさそうね）
いつからですか？

朝起きたときからです

それからずっと続いているのですか？

はい。こんなの初めてで……

ぐるぐる回るようなめまいですか？
今は落ち着いていますか？

ぐるぐるっていうかふわふわっていうか、よくわからないです。気持ち悪いですね……

そうですか……（脳梗塞などのリスクはなさそうだし、BPPVっぽいと思うけど、別に頭動かしてなくてもつらそうだし違うのかなぁ……）

医師へ相談

めまいの患者さんですが、バイタルは安定しているので【緑】でよいですかね？ BPPVだと思うのですが……

めまい続いている？ 眼振は？
研修医

少し落ち着いたようですが朝から続いているみたいです。眼振は確認できてないです……

BPPVは頭位変換時のめまいだから、続いていたら違うんじゃない？ 眼振もチェックしないと！

はい……

眼振はなさそうですけど……

BPPVなら【緑】でよいと思いますけど、続いているのが気になるので次に診察します

医師の診察中

 まだ症状は続いていますか?

 だいぶ楽にはなりました。ただ動くとやっぱりめまいがしますね

 起きてから続いていたのですか?

 はい。家で様子を見ていたんですけど、よくならないので連れてきてもらいました

 そうですか……（持続しているとなるとBPPVらしくはないかな）。2週間以内ぐらいに風邪を引いたり体調崩したりしていませんか? あと、耳鳴りや難聴はありますか?

 いや、特にないですね

 （前庭神経炎でもないか……そうなると中枢性?）

 先輩 Ns.
めまいは動くと始まるけど、安静にしていると比較的すぐに治まったりしませんか? 大丈夫だと思って動くとまた始まるような……

 はい、まさにそんな感じです!

 ……

最終診断：BPPV

振り返り

 BPPVだと思ったんですけど、なんだか自信はなくて……

 坂本 Dr.
BPPVを疑うことができたのはよかったですね。ただし問診にはちょっとした工夫が必要ですね

 前に私も同じような経験をたくさんしましたからね

 BPPVは問診のみで確定できるのですか?

 おおよそできるね。ポイントは1回1回のめまいの持続時間だね。安静にしていると（頭の位置を固定していると）1分以内に治まるめまいはBPPV以外にそうそうないからね

 BPPVだったら頭位変換時のみで安静時に症状はないと思うのですが……

 嘔気は残存することがあるよ。今回の患者さんでいえば、起床時に感じためまい自体は安静時にはないはずだよ。耳石が動かないからね。もちろん眼振もない。あと、前庭神経炎は感染後に起こることもあるけれど、必ずしも感染後だけに起こるわけではないので、持続性の場合には必ず鑑別する必要があるね

 研修医
めまいのアプローチって難しいですよね。私がめまいがしてきました……

 確定診断するのは簡単でないこともあるけれど、トリアージや初療での対応は意外とシンプルだよ。ポイントを整理しておこう

めまいは持続時間と誘発因子に着目しよう！

☑ ①危険なめまいを見逃すな！：中枢性だけでなく前失神も意識して

　めまいの鑑別として「耳」か「頭」かだけでなく、必ず前失神の可能性も意識して対応しましょう。消化管出血や異所性妊娠、さらには腹部大動脈瘤（切迫）破裂に伴う前失神をめまいと訴えることもあるのです（実際にどれも経験があります）。前失神の場合、起立などの姿勢による誘発因子や、労作時の呼吸困難や動悸なども相まっていることが多く、疑って問診すれば見逃すことは少ないでしょう。消化管出血を鑑別に入れていれば、下血や血便の有無を聞き漏らしはしませんよね。前失神は失神と同様、危険な症候であるため、失神のトリアージ（case11「失神」参照）を頭に叩き込んでくださいね。

　トリアージの段階で、めまいを主訴に来院した患者さんから脳梗塞など頭蓋内疾患を見抜くのは簡単なようで実は難しいものです。表1にも記載がある通り、中枢性よりも末梢性めまいの方が症状は激しいことが多く、嘔吐などの随伴症状も認めることから、見た目の重症度にだまされがちです。また、脳卒中は突然または急性発症がほとんどですが、BPPVもまた同様の発症様式です。見た目には落ち着いていそうだけれども、明らかに右（左）に傾く、目をつぶって立つとよろけてしまう（体幹失調あり）、四肢の運動失調を認める、垂直性や左右の注視方向性眼振を認める場合には、中枢性めまいを積極的に疑うため、トリアージレベルを上げるのがよいでしょう。

　ちなみに、表1のめまいの性質に関してはあまり重きを置く必要はありません。以前にBPPVの既往がある場合には自己評価できるかもしれませんが、初発のめまいの場合には、つらい症状のなか、正確なめまいの性状の訴えは難しいものです。また時間とともにめまいの性状も変わることもあります。回転性なら末梢性、浮遊性なら中枢性、これは忘れてもらってOKです。持続しているか否か、起立・頭位変換時など誘発因子がないかを意識して鑑別するとよいでしょう。

☑ ②BPPVの特徴を正確に理解し積極的に診断しよう！

　めまいを主訴に救急外来を受診する患者さんの50％はBPPVです。BPPVは名前の通り良性の疾患ですから、BPPVであることがトリアージの段階で判断できてしまえば焦る必要はありません。それではBPPVを診断するためには何がポイントなのでしょうか。BPPVの特徴として、表3の4項目が挙げられ、特に「①持続時間」が重要です。なぜなら、BPPVはほかの原因となる疾患と比較して持続時間がきわめて短く、こ

の点を意識するだけで鑑別が可能だからです（表4）。BPPVと鑑別を要する前庭神経炎や脳梗塞は少なくとも数日以上持続するのに対して、BPPVは安静にしていれば1分以内に治まります。救急外来は発症してすぐに来院することが多いですが、それでも1分以内なのか数時間以上持続するのかに着目すればおおよそ区別はできるのです。

ここで1つポイントがあります。

表3　BPPVの特徴

① 持続時間	② 潜時	③ 眼振	④ 反復性

表4　めまいの持続時間

持続時間	考えられる疾患
数秒～1分以内	BPPV
数分～数時間	椎骨脳底動脈循環不全、TIA
20分以上～数時間	メニエール病、片頭痛
数日間	前庭神経炎、蝸牛炎
持続	中枢神経系、薬物、毒物 代謝障害、精神疾患

BPPVは耳石が動くことで症状を認めるため、安静にしている（典型的にはベッドやソファで横になる）と治まります。しかし、再度頭位変換を伴う動きで症状は再燃します。そのため、患者さんは症状がずっと続いていると訴えるのです。「症状は続いていますか？」ではなく「1回1回のめまいは安静にしていると比較的すぐに治まりますか？」「横になると治まる、しかし動くとまた始まる、そんな感じのめまいですか？」と確認するとよいでしょう。

高齢者の場合には、どうしても動脈硬化のリスク因子を複数併せ持っていることが多いため、脳梗塞など頭蓋内疾患を考えがちです。また、血圧が高いと頭蓋内疾患を考えがちです。これらは決して間違ってはいませんが、高齢者であっても頻度が高いめまいの原因はBPPVです。最大の特徴である持続時間に注目してトリアージしてください。

ちなみに、表3「②潜時」というのは頭位変換して数秒のタイムラグをおいてめまい症状が出ることを指します。これは耳石が頭位変換に伴って動き出すまでの時間と考えてください。問診で「動くと少ししてからめまいがしますか？」と確認してもよいのですが、経験上これはあまりはっきりしないことが多く、診察時に頭位変換眼振検査（Dix-Hallpike法）や耳石置換法などを行う際に確認するのがよいでしょう。また、「③眼振」もBPPVでは誘発しないと認めないのが一般的であり、トリアージの段階では、安静時（楽な姿勢）の状態で眼振がないことを確認すれば十分です。

BPPVと自信を持って判断できれば、トリアージは【緑】でOKです。ただし楽な姿勢をとれるだけのスペースは確保してください（早く治してあげたいので混雑していなければすぐに医師の診察につなげてくださいね）。

☑ ③持続しているか否か、それが問題だ！

BPPV は持続時間がきわめて短いのが特徴でした。それでは持続している場合は具体的にどのような疾患を考えるべきでしょうか。急性発症の持続性のめまいは急性前庭症候群（Acute vestibular syndrome, AVS）と呼ばれ、表5のような疾患を考える必要があります。AVS

表5　急性前庭症候群（AVS）の原因

頻度の高い原因	前庭神経炎（vestibular neuritis）
	迷路炎・内耳炎（labyrinthitis）
鑑別すべき疾患	後方循環系脳梗塞（小脳・脳幹）（posterior circulation ischemic stroke）
まれな原因	多発性硬化症（multiple sclerosis）、脳出血、ビタミンB1欠乏、自己免疫性疾患、感染症、代謝異常

（文献1より作成）

は正確には「急性発症の重篤なめまいで、嘔気・嘔吐、姿勢の不安定性、自発的眼振を伴う症候群で24時間以上持続する」と定義されますが、ざっくりとトリアージの段階ではBPPVと同様に「急性発症であるものの、安静時にも改善せず持続するめまい」と捉えておけばOKです[2]。

重要なことは、つねにめまいの症状が持続していることです。頭を動かしたり、動いたりすると症状の増悪を認めることもありますが、安静にしても決してゼロにはなりません。また、前庭神経炎も脳梗塞も典型例は眼振を認めるため、楽な姿勢における眼振はざっと確認し、右を向いても左を向いても左右どちらかの一定方向の眼振を認める場合には前庭神経炎など末梢性めまいを、垂直性や左右で逆転するような眼振を認める場合には脳梗塞など中枢性めまいを考えます。フレンツェル眼鏡などがないと確認しづらいことも少なくないため、トリアージの段階ではざっくりとした確認でOKです。基本的に持続性のめまいはBPPVではなく、脳梗塞などの中枢性めまいの可能性が否定できないため【黄】以上のトリアージがよいでしょう。

☑ ④内服薬の把握は必須！：「くすりもりすく！」

いかなる症状においても忘れてはいけないのが薬剤性です。薬剤の副作用は計り知れず、新規の薬剤でなくても、腎機能や肝機能の変動があれば効果が増強したり遷延したりすることがあります。また、処方薬以外の薬が原因のこともあり、必ず根こそぎ確認してください。NSAIDsなどの痛み止めを歯医者からもらった、市販薬を買った、睡眠薬を友人からもらった、妻のものを内服した、1年前に処方された抗菌薬を自己判断で飲んだなど、救急外来では珍しくありません。

☑ 急性めまい患者のアプローチまとめ

　急性めまい患者のアプローチは図2の通りです[3]。明らかな運動失調や垂直性眼振など中枢性めまいを示唆する所見があればすぐに精査が必要ですが、そのような所見がない（またははっきりしない）場合には、「めまいが持続しているか否か」がfirst stepです。そして、持続していたらAVS、持続していなければそれが体位（頭位変換や起立）などで誘発されるか否かで判断していきます。これらはトリアージの段階でも確認可能ですよね。これまでに記載したポイントが理解できていれば図2のフローは理解しやすいはずです。なぜこのような流れになるのか理解できない、めまいがしちゃう方は繰り返し読み直してください。

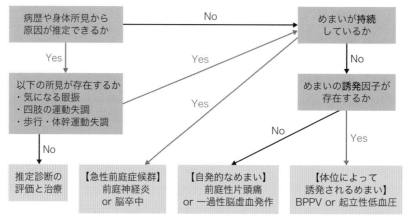

図2　急性めまい患者のアプローチ

（文献3より作成）

一歩上のトリアージ

1 中枢性だけでなく前失神も意識してトリアージを！

2 持続時間に注目し、BPPVを的確に見抜こう！

3 「くすりもりすく」、内服薬は処方薬以外も把握しよう！

引用・参考文献

1) Tarnutzer, AA. et al. Does my dizzy patient have a stroke? A systematic review of bedside diagnosis in acute vestibular syndrome. CMAJ. 183(9), 2011, E571–92.
2) Hotson, JR. et al. Acute vestibular syndrome. N Engl J Med. 339(10), 1998, 680-5.
3) Edlow, JA. et al. A new diagnostic approach to the adult patient with acute dizziness. J Emerg Med. 54(4), 2018, 469-83.

CASE 14 頭部外傷

症例

年齢	70歳	性別	男性	症状	梯子から落ちて頭をぶつけた

☑ **Vital signs** (トリアージ時)

意識清明　血圧：149/91mmHg　脈拍：86回/分　呼吸数：16回/分　SpO₂：97%

体温：36.1℃　瞳孔：3/3＋/＋

受傷部の若干の痛みはあるが、それ以外の特記所見なし、ワルファリン内服中

トリアージしてみよう

☑ JTAS：【407】頭部外傷

　今回の症例をJTAS（図1）に当てはめてみると、バイタルサインには問題なく【緑】となりそうです。しかし、意識消失を認めれば【黄】、出血性素因や高リスク受傷機転であれば【赤】となります。頭部外傷は救急外来では非常に頻度が高く、特に高齢者の転倒、転落に伴う受傷が多いですよね。本症例のように抗血栓薬（抗血小板薬、抗凝固薬）を内服している高齢者は珍しくないので、抗血栓薬内服患者はすべて【赤】とするのか……など悩みがあるのではないでしょうか。ここでは、頭部外傷のうち、救急外来で出会う頻度の高い軽症頭部外傷患者のトリアージポイントを整理しておきましょう。

ヒント：
Emergency Doctor's eye

☑ 頭部外傷の実際

　救急外来には多くの外傷患者さんが来院します。近年では、交通事故による外傷は減少傾向にありますが、高齢者の転倒・転落症例は増加傾向にあります。受傷部位の頻度としては、下肢外傷が最も多い（大腿骨近位部骨折が代表的）ですが、次いで多いのが頭部外傷です。頭部外傷は全外傷死の約30%を占め、救命できたとしても障害を残す

coeding system	JACRS	code	407 頭部外傷

成人：第1段階

1	重度呼吸障害
1	ショック
1	意識障害（高度）（GCS 3-8）
2	中等度呼吸障害
2	循環動態不安定
2	意識障害（中等度）（GCS 9-13）
2	発熱、免疫不全
2	敗血症疑い（SIRS 診断基準または quick SOFA の2項目以上を満たす）
3	軽度呼吸障害
3	脈拍・血圧の異常値（循環動態は安定）
3	発熱（具合悪そう）、SIRS 診断基準の2項目未満
4	発熱（具合良さそう）、SIRS 診断基準の発熱のみ陽性

成人：第2段階

2	急性深在性の強い痛み（8-10）
2	出血性素因（生命または四肢を失う恐れのある出血）
2	高リスク受傷機転
3	急性深在性の中等度の痛み（4-7）
3	出血性素因（中等度・軽度の出血）
4	急性深在性の弱い痛み（＜4）

左側リスト：

1	バイタルサイン
2	バイタルサイン、深在性疼痛（急性強度）、受傷機転
2	新たに出現した巣症状
3	バイタルサイン、深在性疼痛（急性中等度）
3	意識消失の病歴
3	長時間の脊柱固定
4	意識消失を認めない

図1 JTAS2017：頭部外傷 [成人 症候リスト]

（出典：JTAS2017）

ことも多いため、初診時にマズいサインを見抜き対応する必要があります[1]。

外傷診療では「防ぎえた外傷死（preventable trauma death, PTD)」を回避することが重要です。PTD というのは「適切な診療を行えば救命しえたにもかかわらず、それらを怠ったため救命できなかった外傷死亡」を指します。頭部外傷においては急激に病態が悪化する（talk and deteriorate, T&D）症例、抗血栓薬内服症例が多く含まれるため、この点を意識したトリアージを含む初期診療が大切です[2]。

☑ 頭部外傷の重症度

重症度分類として Glasgow Coma Scale（case10「意識障害」表3参照）による分類が一般的です。日本救急医学会主導での初期診療の標準化コース（Japan Advanced Trauma Evaluation and Care, JATEC™）では、重症頭部外傷は GCS 3〜8、中等症は9〜13、軽症は14〜15 と定義されています[3]。その一方で、国際的ガイドライン[4]や日本の重症頭部外傷ガイドライン[5]では中等症を9〜12、軽症を13〜15 と定義しています。トリアージではオーバートリアージは許容されますから、JATEC™ の重症度分類を覚えておくとよいでしょう。

中等症以上の場合には JTAS でも【赤】トリアージとなり、すぐに対応すべきです。この場合はトリアージの段階ではあまり悩まず、初療室へ移動し即対応しましょう。ト

リアージで悩ましいのは、軽症（GCS 14 or 15）の場合です。意識以外のバイタルサインも安定している場合、【黄】か【緑】どちらでしょうか。患者さんの背景によっては【赤】とすべきでしょうか。ここがトリアージのポイントとなります。

☑ 受傷機転が超重要！

　軽症頭部外傷患者では、多くの場合、頭部をぶつけたことによる異常はすぐには認められず、緊急性はありません。必ず意識しなければならないのは「なぜ受傷したか」です。頭部外傷にかぎりませんが、外傷患者の背景に内因性疾患による受傷の原因が潜んでいる可能性を意識する必要があるのです。たとえば、雨の日で滑って転んでしまった、駐車場の車止めにつまずき転倒してしまったなど、受傷理由が明らかな場合には過度に心配することはありません。ところが、理由がわからないが転倒してしまった、痛みや嘔気などの症状を認めた後に意識を失い倒れ受傷してしまったなどは、結果として起こった外傷の重症度よりも、原因となった内因性の要素が予後を規定することになるでしょう。消化管出血に伴う起立性低血圧で起立時に転倒し頭部を受傷した、クモ膜下出血によって失神し頭部外傷を併発したなど、背景に緊急性の高い病態が潜んでいる可能性があるのです。トリアージではこのあたりも意識して確認する必要があります。

　今回もトリアージの事例から考えていきましょう。

問診しよう

 （梯子から落ちちゃったのね……高齢者の頭部外傷は多いなぁ）
今日はどうしました？
Ns.

 頭ぶつけちゃって、結構血が出たもんだから心配で

 （バイタルサインは問題なさそうね）どのようにぶつけたのですか？ 高さはどれくらいですか？

 庭の木の枝を切ってて、こう手を伸ばして切ってたら踏み外しちゃって前のめりにドンって感じで。高さは1、2m程度かな

 そうですか。ちょっとぶつけた箇所を見せてくださいね

 はい。血は止まってそうですけどね

 そうですね、腫れてはいますけど、傷自体は小さいですね

 大丈夫だとは思うんだけどさ。この薬飲んでいるからどうかなと思って

 あ、ワーファリン……（これはマズいのかなぁ、大丈夫そうだけど）

医師に相談

 頭部外傷の患者さんですが、バイタルは問題ないと思いますが、ワーファリン飲んでて……

 傷はたいしたことないですか？
研修医

そうですね。縫うような傷ではないと思います

そうですか。ワーファリン飲んでると、これから状態が悪化するかもしれないから早く診る方がよいですかねぇ

やっぱりそうですか（抗血栓薬を飲んでる高齢者はたくさんいるから、皆【赤】トリアージがよいのかなぁ）

医師の診察中

傷を確認させてくださいね。気持ち悪かったり、意識がぼーっとするなどはありませんか？

いや、特にそういうのはないね。家で少し冷やしてからきたから痛みもひいた感じだよ

そうですか。大丈夫だとは思うのですが、サラサラ薬を飲んでいるので頭のCTの検査は確認するのがよいと思ってます

あ、そうですか。わかりました。この薬は飲んでてよいですか？

CTの結果次第ですね

あ、なるほど

CT検査の結果待ち

CTで何もなかったら、内服は継続ですか？

高齢者だし、この後出血するかもしれないから、しばらく中止してから再開かなぁ

なるほど……

先生、さっき頭部CTオーダーした患者さん、撮影終わって移動する際に意識消失しちゃって……

放射線技師

え？ わかりました、すぐに診ます！

最終診断：胃がん（起立性低血圧）、外傷性クモ膜下出血

振り返り

傷ばかり気にしていました……

起立性低血圧に伴う失神、その結果、転落して頭部を打撲したんですかね

そうだね。貧血自体が今回のエピソードに影響したことは間違いなさそうだよね。梯子から落ちた際に失神があったのか否かはなんともいえないけどね

坂本 Dr.

あれだけハキハキしゃべっていたので、前駆症状や意識消失の有無など確認し忘れてしまいました

なぜ外傷を負ったのか、その原因は意識しないとね。すべって転んで受傷の場合にも脳振盪なんかの影響で記憶が曖昧なこともあって、意識消失を認めたからといって失神や痙攣の精査をするのは過剰なこともあるけれど、少なくともなぜ受傷したかを追求することは大切だね。ほかにも大切なことがあるけどわかるかな？ 外傷患者さんでは重要なこと、特に頭部外傷の場合には必ず確認しなければならないことなんだけど

内服薬？

薬ももちろん大切だね。それ以外で

あ、首ですか

その通りです。転倒し前額部を打撲、その際に頸椎過伸展による頸椎損傷は必ず意識しなければいけません。頸部痛、特に後頸部の圧痛を確認し、首の痛みを訴える場合には、否定できるまでは頸椎固定が必要です。さぁ今回は、救急外来で頻度の高い軽症頭部外傷のトリアージポイントを整理しておきましょう

頭部外傷では、受傷機転、頸部所見を意識しよう！

　独歩来院した軽症頭部外傷患者は、多くの場合、事なきを得て帰宅となります。しかしそのなかに中等症、さらには重症が潜むことがあるのです。なぜ受傷したかなど評価すべきポイントを理解し、マズいサインを見落とさないようにしましょう。

☑ ①受傷機転を確認しよう！

　外傷患者では必ず「なぜ受傷したか」を意識して対応することを徹底しましょう。すべって転倒したのであれば、結果として引き起こされた外傷に重きを置き対応すればよいですが、失神や痙攣などの意識消失、意識障害を認めたために受傷した場合には、外傷はあくまで結果であって、それを引き起こした根本的な原因に対する介入を行わなければ、事態は改善しません。

　中等症以上の頭部外傷患者の場合には、重症度・緊急度も高く、頭部CTを含む精査のうえ、入院加療となるのが一般的であるため、おのずと行うことは決まります。それに対して、GCS 14〜15の軽症頭部外傷の場合には、見た目の重症度は一見すると低く、アンダートリアージしがちです。

　意識消失（失神、痙攣）は危険な症候でしたね。頭部外傷自体は軽症であっても、その背景に潜む症候の重症度が高ければそちらに準じてトリアージレベルを設定します。つまり、意識消失が関与していそうであれば、モニタリングしつつトリアージを行うのがお勧めです。忘れてしまった方は「失神」「けいれん」を復習してくださいね（case11「失神」、case12「けいれん」参照）。

☑ ②頸部所見も忘れずに！

　外傷患者では必ず首を意識するようにしてください。特に前額部に挫創がある場合には注意です。転倒し前額部をぶつけ、頸椎過伸展によって首を痛めてしまうのです。また、自動車乗車中の事故もつねに首を意識する必要があります。自動車乗用中の負傷者の主損傷部位として圧倒的に多いのが頸部（約80%）ですからね。ちなみに、死に直結する受傷部位は、胸部（35.4%）、頭部（26.2%）、腹部（10.2%）です[6]。

CASE **14**
頭部外傷

明らかな意識障害を認める場合には、受傷現場や事故現場などから救急隊が頸部を保護して搬送となるとは思いますが、本症例のように独歩受診した場合や、家族が連れてきた場合などでは、歩いて来たのだから大丈夫だろうと軽視しがちです。必ず後頸部の圧痛や四肢の痺れの有無を確認しましょう。頸部の痛みや四肢の痺れを認めたからといってトリアージレベルを極端に上げる必要はありませんが、安静度は意識する必要があります。ベッドに余裕があれば臥位で待機してもらうのがよいでしょう。

☑③意識障害以外の危険なサインを知ろう！

頭部外傷患者における検査というとなにが思い浮かぶでしょうか。採血？ X線？ いやいや頭部 CT ですよね。救急患者を引き受けている病院では CT は 24 時間 365 日撮影可能なことが多いでしょう。頭部 CT は頭部外傷以外にも、頭痛やめまいでしばしばオーダーされますが、撮影できるから撮影するのではなく、撮影する必要がある患者さんを見いだし行うべきです。すなわち、頭蓋内出血や頭蓋骨骨折などを疑う場合です。

それではいつ頭部 CT を実施するべきなのでしょうか。医師が頭部 CT を撮影するか否かの判断で評価している項目を把握すれば、評価項目をトリアージの段階で確認することで、一見すると軽症そうにみえる患者さんのなかからマズい患者さんを拾い上げることができますよね。

頭部外傷患者における頭部 CT の適応を判断するツールはいくつか存在するのですが、そのなかでも成人では Canadian CT Head Rule（CCHR）（表 1）[7]、小児では PECARN（図 2）[8] を使用します。トリアージの段階では、これらに含まれる項目を意識して評価するとアンダートリアージを防げるでしょう。

小児では、細かな病歴や所見がとりづらいことも多いため、年齢にかかわらず両親など普段の様子を知る人が「いつもと違う」と訴える場合には、その時点で【赤】で OK です。そのほか、嘔吐や頭痛も項目に入っていますが、認めるからといって必ず頭部 CT を撮影するわけではありませんが、トリアージの段階では危険なサインとして【赤】で OK です。受傷後数時間以上経過し、ご両親が心配だから一応連れてきた、そんな場合には PECARN に該当することは少なく、重症感がないことがほとんどです。また、受診したものの、救急外来で元気

表1　Canadian CT Head Rule

臨床所見
・受傷 2 時間後の GCS < 15
・頭蓋骨開放骨折または陥没骨折を疑う
・頭蓋底骨折を疑う所見あり
・2 回以上の嘔吐
・65 歳以上
・受傷以前 30 分間以上の健忘
・危険な受傷機転

1 つでも満たせば頭部 CT を撮影　　　（文献 7 より作成）

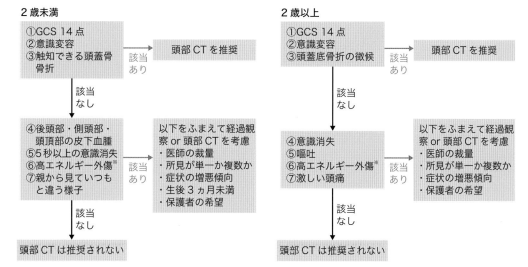

図2　PECARN

※車外放出・同乗者死亡・車体転覆を伴う自動車衝突事故、ヘルメットなしの歩行者もしくは自転車対自動車の事故、1.5m（2歳未満では90cm）からの墜落、衝撃の強い物との衝突

（文献8より作成）

に走り回っている、お菓子を食べている、ゲームをしているといった場合もあり、一見すると「なぜ受診したのだろう」と思ってしまうこともありますが、受診するには何らかの理由があるため、陰性感情を持たずにトリアージを行い、危険なサインを逃さないようにしましょう。

　成人では、軽症頭部外傷の場合には病歴や所見はある程度正確に確認できるはずですので、CCHR の評価項目の有無をざっと確認してみてください。注意点として、表1を見て、65歳以上では全例頭部 CT を撮影すべきと判断してはいけません。この CCHR を使い頭部 CT の適応を考える患者さんは、そもそも受傷時に意識障害や意識消失、健忘を認めた患者さんです。自宅内ですべって転んで特に意識も失っておらず、受診時意識清明な患者さんに用いると無駄な CT が増えてしまいます。トリアージの段階では、あくまで評価すべき項目として CCHR の項目を利用するということで、実際に頭部 CT を撮影するかはその後の経過によります。明確な決まりはありませんが、どれも該当しなければ【緑】、1項目でも満たす場合には【黄】、複数項目満たす場合には【赤】と覚えておくとよいでしょう。

☑ ④内服薬の確認も忘れずに！

　成人、特に高齢者では複数の薬剤を内服していることが多いですよね。薬手帳を見てびっくりすることも多いものです。外傷患者で問題となるのはやはり抗血栓薬、そう「血液サラサラ薬」です。飲んでいれば血が止まりづらいのは理解しやすいですよね。

表2　代表的な抗血栓薬

	一般名	代表的商品名
抗凝固薬	ワルファリン	ワーファリン
	ダビガトラン	プラザキサ®
	エドキサバン	リクシアナ®
	リバーロキサバン	イグザレルト®
	アピキサバン	エリキュース®
抗血小板薬	アスピリン	バイアスピリン® バファリン
	シロスタゾール	プレタール®
	クロピドグレル	プラビックス®
	プラスグレル	エフィエント®
	チカグレロル	ブリリンタ®
	イコサペント酸エチル	エパデール
	アスピリン / ランソプラゾール	タケルダ®
	クロピドグレル / アスピリン	コンプラビン®

　バイアスピリン®などの抗血小板薬、ワーファリンなどの抗凝固薬の内服の有無は必ず確認するようにしましょう。すべての薬を暗記するのは難しいため、表2と照らし合わせてみてください。

　前述したCCHRですが、実は抗凝固薬を内服している患者さんにおける評価は不透明なところもあります。抗血栓薬を内服しているからといって必ず頭部CTを撮影するわけではありませんが、内服していない方と比べて慎重な経過観察が必要であることは間違いないため、トリアージレベルは一段上げるのが妥当でしょう。受傷直後でCCHRを1項目以上満たす場合には【赤】としてOKです。受傷後24時間以上経過した場合など、時間を味方につけられている場合には、CCHRの年齢のみ該当する場合には【黄】でもよいでしょう。

☑ ⑤時間経過を意識して対応しよう！

　受傷後数時間以内に来院した場合と、受傷後24時間以上経過して来院した場合とでは緊急度は異なります。受傷早期の場合にはその後の状態の悪化を考慮する必要がありますが、時間がある程度経過している場合には、その後、再度受傷しないかぎりは状態として悪化することはまれでしょう。「なぜ受傷したか」と同時に「いつ受傷したか」も必ず確認し、時間を味方につけたトリアージを行いましょう。

一歩上のトリアージ

1 受傷機転、時間経過を意識してトリアージを！

2 受傷部位だけでなく必ず頸部を意識しよう！

3 頭部 CT の適応のサインと、内服薬を把握して、対応しよう！

CASE
14
頭部外傷

引用・参考文献

1) Japan Trauma Care and Research（日本外傷診療研究機構）. Japan Trauma Data Bank Report 2019（2014-2018）. https://www.jtcr-jatec.org/traumabank/dataroom/data/JTDB2019.pdf

2) 横堀將司ほか. 我が国における高齢者重症頭部外傷の変遷：頭部外傷データバンクプロジェクト 1998〜2015 からの検討. 神経外傷. 41（2）, 2018, 71-80.

3) 日本外傷学会ほか監修. 外傷初期診療ガイドライン JATEC 第 6 版. 東京, へるす出版, 2021, 1-354.

4) Garvin, R. et al. Emergency Neurological Life Support: Traumatic Brain Injury. Neurocrit Care. 23 (Suppl 2), 2015, S143-54.

5) 日本脳神経外科学会ほか監修. 頭部外傷治療・管理のガイドライン 第 4 版. 東京, 医学書院, 2019, 1-272.

6) 警察庁交通局. 平成 30 年中の交通事故の発生状況. 2019.

7) Stiell, IG. et al. The Canadian CT Head Rule for patients with minor head injury. Lancet. 357(9266) , 2001, 1391-6.

8) Kuppermann, N. et al. Identification of children at very low risk of clinically-important brain injuries after head trauma: a prospective cohort study. Lancet. 374(9696), 2009, 1160-70.

CASE 15 息切れ（呼吸困難）

症例

年齢	77歳	性別	男性	症状	呼吸が苦しい

☑ **Vital signs**（トリアージ時）

意識清明　血圧：149/91mmHg　脈拍：81回/分　呼吸数：20回/分　SpO$_2$：90%

体温：36.1℃　タバコ臭あり

トリアージしてみよう

☑ JTAS：【651】息切れ

　今回の症例をJTAS（図1、図2）に当てはめてみると、qSOFAやSIRSは満たさないもののSpO$_2$が90%と低下しているため、【赤】となります。しかし、肺気腫などで普段からSpO$_2$が低下していたり、SpO$_2$が低いわりに本人の自覚症状が乏しいこともあります。また、SpO$_2$が95%以上であっても「苦しい」という訴えがある場合もあります。どうすればいい？

ヒント：
Emergency Doctor's eye

☑ 呼吸困難の鑑別疾患

　呼吸が苦しくなる原因にはどのようなものが挙げられるでしょうか。救急外来で頻度が高いのは肺炎や心不全ですが、それ以外にも原因は複数存在します（表1）[1]。18〜44歳では喘息、45〜79歳ではCOPD、次いで心不全、肺炎、80歳以上では心不全、ついで肺炎、COPDが多いという報告がありますが、高齢者では肺塞栓症も忘れてはいけません。高齢者では肺炎、心不全以外にCOPD（急性増悪）や肺塞栓症、若年者では気管支喘息、気胸や過換気症候群が一般的に多いと覚えておくとよいでしょう。そのほか、アナフィラキシー（case16「皮疹」参照）や急性喉頭蓋炎（case05「咽頭

coeding system	JACRS	code	651 息切れ

図1　JTAS2017：息切れ [成人 症候リスト]

（出典：JTAS2017）

図2　JTAS2017：呼吸の補足因子 [成人 症候リスト]

（出典：JTAS2017）

痛」参照）、一酸化炭素中毒なども忘れてはいけません。

　JTAS では気管支喘息のみトリアージ基準が記載されていますが、トリアージの段階では、原因が肺炎だろうと心不全だろうと気管支喘息だろうと判断基準は変わりません

表 1　呼吸困難の原因

心血管疾患	心不全、不整脈（心房細動）など
呼吸器疾患 （気道、肺）	肺炎、慢性閉塞性肺疾患（COPD）、肺塞栓症、気胸、気管支喘息、肺がん、窒息、急性喉頭蓋炎、気管支炎 など
貧血	消化管出血、過多月経 など
精神疾患	過換気症候群、心因性 など
その他	アナフィラキシー、神経筋疾患（筋萎縮性側索硬化症など）、中毒 など

（文献 1 より作成）

（後述）。それよりも病状が一気に進行しうる、また早期の介入が特に予後に直結し気道緊急になりうる、アナフィラキシーや急性喉頭蓋炎の可能性がないか意識しておくとよいでしょう。

☑ 呼吸困難の初期対応：低酸素を容認するな！

　COPD の患者さんの場合には酸素を不用意に投与すると CO_2 ナルコーシスになるというのは聞いたことがある人も多いでしょう。通常であれば低酸素状態だけでなく高二酸化炭素状態でも呼吸が促進されますが、慢性的に高二酸化炭素状態となっている COPD 患者では、延髄の化学受容体における感受性が鈍くなっているため、低酸素刺激のみで呼吸が維持されています。このような状況の患者さんにおいて酸素を必要以上に投与すると、低酸素刺激がなくなるため呼吸が抑制され、二酸化炭素はさらに貯留します。これを CO_2 ナルコーシスと呼びます。

　しかし、CO_2 ナルコーシスに陥ることを懸念して、低酸素状態を放置してはいけません。自覚症状がいっさいなく、慢性経過である場合には慌てる必要はありませんが、呼吸困難や息切れ、さらには倦怠感や食思不振など、何らかの症状を伴っている患者さんが低酸素状態であった場合には、速やかに酸素投与を開始し、まずは低酸素状態を打開する必要があります。SpO_2 は 90％ 未満の場合には超緊急事態、90％ 以上あれば 1 分 1 秒を争うわけではありませんが、労作後でなく安静時でも改善が乏しく症状を伴っている場合には JTAS に準じて、$SpO_2 < 92\%$ であれば【赤】、$SpO_2 < 95\%$ であれば【黄】がよいでしょう。

　$SpO_2 \geqq 95\%$ であっても、原因がアナフィラキシーや急性喉頭蓋炎、異物の場合には状態が一気に進行することもあります（case05「咽頭痛」／case16「皮疹」参照）。また、一酸化炭素中毒の場合、通常のパルスオキシメータでは吸光度の問題から CO-Hb と O_2-Hb を識別できずあたかも SpO_2 は正常かのように表示されてしまいます。何が言いたいかというと、重要なことは患者さんの症状であり、たとえ SpO_2 の低下が認められなくても軽視せず、原因を意識した対応が必要なのです。

今回もトリアージの事例から考えていきましょう。

問診しよう

（呼吸が苦しい……肺炎かな？）
今日はどうしました？

仕事してたらなんだかしんどくてね

今は少し落ち着きましたか？
（バイタルサインは……）

そうだね、こうしていれば大丈夫かな

（SpO$_2$ が低い……）
前から息苦しいことはありますか？

時々苦しいこともあるけど、こんなの
は初めてだね

（あまり重症な印象はないし SpO$_2$ 以
外のバイタルサインは問題なさそうだ
から【黄】でよいか、それとも SpO$_2$
の数値から【赤】か……）

医師に相談

呼吸困難の患者さん、SpO$_2$ が低くて
すぐに診てもらうのがよいか相談なの
ですが……

SpO$_2$ はいくつですか？ 喫煙者です
か？

90％ です。ただそんなに重症な印象
はないです。タバコの臭いはしました

COPD なんでしょう。切迫している感
じがないなら【黄】でよいと思います

さっきの患者さん、トイレの前で動け
なくなっちゃったみたい

え？

SpO$_2$ が低いからとりあえず中に入れ
て酸素開始したわよ。先生にも連絡し
て！

はい！

最終診断：細菌性肺炎、COPD

振り返り

SpO$_2$ が低かったので、やはりすぐに
診てもらうのがよかったですかね

いや、でも不用意な酸素投与は COPD
患者さんの場合にはナルコーシスのリ
スクも高いと思うので……

今回は呼吸困難の症例ですね。患者さ
んの基礎疾患によって目指すべき SpO$_2$
が異なるのは事実ですが、トリアージ
の段階ではシンプルに低酸素状態は迅
速に打開する必要があると理解してお
くとよいですよ

どんな患者さんでもですか？

普段の SpO$_2$ が把握できている場合に
はそれを目安にすればよいですが、な
かなかそれを短時間で把握するのは難
しいものです。かかりつけの患者さん
や入院歴のある患者さんであれば、あ
る程度はカルテ記載から読み取ること
はできますけどね

今回の患者さんは喫煙者で見た目もい
かにも COPD って患者さんでしたが、
SpO$_2$ はどの程度あれば安心してよい
ですか？

不要な酸素投与は害であるため避けるべきですが、呼吸補助筋の発達や気管短縮などの身体所見からCOPDが示唆されたとしても、安静で症状が改善しない場合には酸素投与を躊躇しない方がよいですね。88〜92%（90%前後）を目標とはしますが、絶対的なものではなく、酸素投与を開始しながら詳細な病歴や身体所見を確認し、症状の改善や血液ガスなどの結果から目標のSpO$_2$を決定していきます。呼吸困難を訴える患者さんの危険なサインを把握できるようになりましょう！

トリアージポイント
息切れ（呼吸困難）では吸気性喘鳴、呼吸数、姿勢に注目！

☑①吸気性喘鳴（stridor）は超緊急事態

　気管支喘息や心不全などで認める喘鳴は呼気ですよね。それに対して吸気に喘鳴を認める場合には気道が狭いことを示唆し、たとえSpO$_2$が保たれていても気道緊急として迅速な対応が必要です（case05「咽頭痛」参照）。成人では急性喉頭蓋炎や喉頭がん、さらにはアナフィラキシーや異物などが考えられますが、とにかくマズい状態と瞬時に判断し、応援を要請しましょう。

☑②呼吸数、呼吸様式を意識しよう！

　呼吸数は非常に大切なバイタルサインでしたね。SpO$_2$が保たれていても呼吸数が12回/分の場合と、40回/分の場合では事態は異なります。また、呼吸数が同じでもきちんと胸郭が上がっている場合と浅く不十分な場合とでは、間違いなく後者の方がマズい状態と判断できます。ほかのバイタルサインを確認しながら患者の呼吸を自身で模倣し、危険なサインを瞬時にキャッチできるようになりましょう（introduction02「トリアージにつなげるバイタルサインの適切な解釈」参照）。

☑③発症様式を意識しよう！

　若年者の突然または急性発症の呼吸困難の場合には、気胸や縦隔気腫を考えればよく、あまり対応には困りません。それに対して、高齢者の場合には基礎疾患や内服薬などの影響から原因をトリアージの段階で正確に把握するのは困難です。しかし、発症様式からおおよその見当をつけることができます。

　高齢者で頻度の高い原因として、心不全、肺炎、COPD（急性増悪）、肺塞栓症が挙げられます。このうち、肺炎などの感染症が突然発症することはなく、数日前からの咳嗽や発熱などの症状が増悪し救急外来を受診します。COPD患者の急性増悪や気管支

喘息も同様の経過です。

　それに対して、心不全の発症様式はさまざまです。心不全の既往があり利尿薬内服中の患者や腎機能障害患者では、徐々に下肢を中心とした浮腫がひどくなり、労作時の呼吸困難を認め受診することが多いですが、突然苦しくなり息絶え絶えで来院することもあります。前者は体液が貯留し心不全徴候を示すのに対して、後者は後負荷が高まり（血圧が高くなり）心不全を引き起こすのです。そのほか、心房細動などによって頻脈となり心不全徴候を示すこともあります（この場合には頻脈性心房細動を認めるため判断は比較的容易です）。

　心不全らしい病歴として起坐呼吸や発作性夜間呼吸困難が有名です。就寝時には静脈還流量が増加（下肢の血液が心臓に戻りやすい）するだけでなく、副交感神経有意となり脈拍が低下し、それによってうっ血症状が増悪します。横になると呼吸の苦しさが増す（起坐呼吸）、就寝中しばらくしてからの呼吸困難で横になることができない（発作性夜間呼吸困難）、こんな経過の場合には心不全らしいといえるでしょう。

　肺塞栓症は典型例は突然発症ですが、血栓が詰まる部位によっては発症様式や症状の程度は異なります。寝たきりやフレイル（加齢に伴うさまざまな機能変化や予備能力低下によって健康障害に対する脆弱性が増加した状態）の患者に起こりやすいため、症状経過や訴えの把握が難しいことも珍しくありません。安易に除外せず、後述する身体所見などと併せて評価するようにしましょう。

☑ ④姿勢、下肢所見から原因を意識し対応しよう！

姿　勢

　心不全とCOPDの典型的な姿勢は図3の通りです。心不全患者では靴紐を結ぶように座ってかがみこむと胸腔内圧が上昇、さらには左室拡張末期圧充満圧上昇を来し呼吸困難症状が顕在化します。これを前屈時呼吸困難（bendopnea）と呼びます[2]。それゆえ、心不全患者では前かがみの姿勢ではなく、椅子やソファの背にもたれかかる姿勢を好みます（図3-A）。

　それに対してCOPD患者では、足に肘をついて前かがみで呼吸をするのが典型的であり、そのため肘や大腿部に色素沈着を伴うこともあります（Dahl signやThinker's signと呼ばれます）（図3-B）。

下肢所見

　肺塞栓症の原因となる血栓の多くは下腿から飛んでくるため、下肢の左右差を確認し、片側性の腫脹を認める場合には積極的に考えるとよいでしょう。心不全の浮腫は両側性で通常痛みを認めないのに対し、肺塞栓症の原因となる深部静脈血栓の場合には片側性

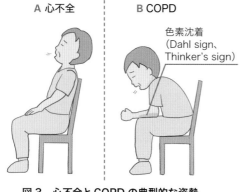

A 心不全　　　**B COPD**

色素沈着
（Dahl sign、
Thinker's sign）

図3　心不全とCOPDの典型的な姿勢

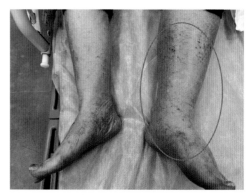

図4　深部静脈血栓でみられる片側性の腫脹

で痛み、腫脹を伴います（図4）。

☑ ⑤安静時だけでなく労作時の症状も必ず確認しよう！

　安静時に症状が落ち着きSpO₂が安定していたとしても安心してはいけません。呼吸困難を訴える患者さんの多くは、労作時に症状は増悪します。その際、呼吸数は増加しSpO₂が低下します。よって、呼吸困難を訴える患者さんに対しては、待合での状態悪化や転倒を防止するため「トイレなどの移動は車椅子を使用する」「移動には可能なかぎり付き添いをつける」などの注意点を具体的に伝えておきましょう。

　今回の症例、なぜトイレの前で動けなくなってしまったのでしょうか。動いたことで酸素需要が高まり、SpO₂が下がってさらに苦しくなってしまったわけです。待たせることなくすぐに診察することが理想ですが、混雑している救急外来ではどうしても待ち時間が発生します。状態の悪化を防ぐこともトリアージナースの役目であると心がけたいですね。

☑ ⑥ SpO₂ ではなく症状に重きを置こう

　呼吸困難を訴える患者の多くは酸素投与で症状は落ち着きます。もちろん根本的な介入が必要ですが、病院に到着しているにもかかわらず対応が遅れ、状態が悪化することは可能なかぎり避けなければなりません。SpO₂が低い場合には速やかに酸素投与を開始し、具体的な原因を上記ポイントを参考に探ってください。

　SpO₂が十分にもかかわらず呼吸困難を訴える場合には、過換気症候群など不安やパニックが原因のこともありますが、一酸化炭素中毒の場合もあります。SpO₂が保たれているからと安心するのではなく、症状に重きを置いて対応することを今一度肝に銘じましょう。

一歩上のトリアージ

1 吸気性喘鳴は超緊急事態と判断し行動しよう！

2 SpO_2 よりも呼吸数、呼吸様式を意識しよう！

3 安静時だけでなく労作時の症状を把握し、対応しよう！

引用・参考文献

1) Hale, ZE. et al. Causes of Shortness of Breath in the Acute Patient: A National Study. Acad Emerg Med. 25(11), 2018, 1227-34.
2) Thibodeau, JT. et al. Characterization of a novel symptom of advanced heart failure: bendopnea. JACC Heart Fail. 2(1), 2014, 24-31.

皮疹

症 例						
年齢	34歳	**性別**	女性	**症状**	蕁麻疹、かゆい	

☑ **Vital signs** (トリアージ時)

意識清明　血圧：119/71mmHg　脈拍：92回/分　呼吸数：18回/分

SpO₂：98%　体温：36.5℃　アレルギー：なし　既往：特記事項なし

腹部や両側の大腿部を中心にかゆみを伴う膨疹あり、顔面にはなし

トリアージしてみよう

☑ JTAS：【708】皮疹

　今回の症例をJTAS（図1、図2）に当てはめてみると、qSOFAもSIRSも満たさない状態です。SpO₂の低下もありませんし、顔面に所見はないため【緑】となりそうです。皮疹を認める緊急性が高い疾患としてアナフィラキシーが挙げられます。そのほか、四肢に皮疹を認め、痛みを伴っている場合には蜂窩織炎などの皮膚軟部組織感染症を考え、壊死性軟部組織感染症（壊死性筋膜炎）を見逃してはいけません（case06「四肢痛」参照）。

　JTASには「【708】皮疹」以外に「【657】アレルギー反応」という項があります。バイタルサインの異常がある場合や重篤なアレルギー反応の既往がある場合には【赤】以上となりますが、今回の症例のようにバイタルサインが安定している場合にはやはり【緑】となりそうです。また、「【702】刺傷（虫、動物、植物）」という項もありますが、「【657】アレルギー反応」と判断基準は同様です。

　アナフィラキシーはバイタルサインが安定していたら緊急性はない？ そもそも皮膚所見を認める患者さんにおいてアナフィラキシーか否かはどのように区別すればよい？ 今回はそのあたりを整理しておきましょう。

coeding system	JACRS	code	708 皮疹

2	バイタルサイン
2	顔面の蜂窩織炎、特に眼窩周囲
2	紫斑または点状出血斑；全身状態不良
3	バイタルサイン、浅在性疼痛（急性強度）
4	バイタルサイン、浅在性疼痛（急性中等度）
4	限局した蜂窩織炎
5	限局した皮疹

成人：第1段階	
2	中等度呼吸障害
2	循環動態不安定
2	意識障害（中等度）（GCS 9-13）
2	発熱，免疫不全
2	敗血症疑い（SIRS 診断基準または quick SOFA の 2 項目以上を満たす）
3	軽度呼吸障害
3	脈拍・血圧の異常値（循環動態は安定）
3	発熱（具合悪そう）、SIRS 診断基準の 2 項目未満
4	発熱（具合良さそう）、SIRS 診断基準の発熱のみ陽性

成人：第2段階	
3	急性浅在性の強い痛み（8-10）
4	急性浅在性の中等度の痛み（4-7）
5	急性浅在性の弱い痛み（＜4）

図1　JTAS2017：皮疹［成人 症候リスト］

（出典：JTAS2017）

coeding system	JACRS	code	657/702 アレルギー反応／刺傷（虫、動物、植物）

1	バイタルサイン
2	バイタルサイン
2	重篤なアレルギー反応の既往
3	バイタルサイン、浅在性疼痛（急性強度）
4	バイタルサイン、浅在性疼痛（急性中等度）
5	花粉症による鼻閉

成人：第1段階	
1	重度呼吸障害
1	ショック
1	意識障害（高度）（GCS 3-8）
2	中等度呼吸障害
2	循環動態不安定
2	意識障害（中等度）（GCS 9-13）
2	発熱，免疫不全
2	敗血症疑い（SIRS 診断基準または quick SOFA の 2 項目以上を満たす）
3	軽度呼吸障害
3	脈拍・血圧の異常値（循環動態は安定）
3	発熱（具合悪そう）、SIRS 診断基準の 2 項目未満
4	発熱（具合良さそう）、SIRS 診断基準の発熱のみ陽性

成人：第2段階	
3	急性浅在性の強い痛み（8-10）
4	急性浅在性の中等度の痛み（4-7）
5	急性浅在性の弱い痛み（＜4）

図2　JTAS2017：アレルギー反応【657】／刺傷（虫、動物、植物）【702】［成人 症候リスト］

（出典：JTAS2017）

Emergency Doctor's eye

☑ アナフィラキシーの定義

アナフィラキシーは「アレルゲン等の侵入により、複数臓器に全身性にアレルギー症状が惹起され、生命に危機を与え得る過敏反応」と定義されます。また、アナフィラキシーに血圧低下や意識障害を伴う場合をアナフィラキシーショックとされます[1]。

☑ アナフィラキシーの症状と頻度

アナフィラキシーの症状として蕁麻疹などの皮膚症状が有名ですが、呼吸器症状、循環器症状、消化器症状なども覚えておきましょう（表1）[2]。皮膚症状が認められないこともあること、消化器症状もアナフィラキシーの症状として覚えておくことが重要です。

☑ アナフィラキシーの診断基準

診断基準は表2の通りです[3]。皮膚症状に加えて喘鳴を認める、皮膚症状に加えて血圧が低下している、このような場合には判断は容易ですが、それらを認めない場合や、アレルゲンと思われる物質に曝露したかどうか判断が困難な場合はどうでしょうか？

表1　アナフィラキシーの症状と頻度

皮膚症状		90%
	蕁麻疹、血管運動性浮腫	85〜90%
	顔面紅潮	45〜55%
	発疹のないかゆみ	2〜5%
呼吸器症状		40〜60%
	呼吸困難、喘鳴	45〜50%
	喉頭浮腫	50〜60%
	鼻炎	12〜20%
循環器症状	めまい、失神、血圧低下	30〜50%
消化器症状	嘔気、下痢、腹痛	25〜30%
その他	頭痛	5〜8%
	胸痛	4〜6%
	てんかん	1〜2%

（文献2より作成）

表2　アナフィラキシーの診断基準

①皮膚・粘膜症状、または両方の症状が急に出現し、少なくとも下記の1つ以上の症状が続く
a. 呼吸障害（呼吸困難、喘息、ピークフロー低下、低酸素）
b. 血圧低下または虚脱、失神、失禁などを伴う
②アレルゲンと思われる物質に曝露後、急激に以下の2つ以上の症状を伴う
a. 皮膚・粘膜症状
b. 呼吸障害
c. 血圧低下または虚脱、失神、失禁など
d. 持続する消化器症状（腹痛、嘔吐）
③確定しているアレルゲン物質に曝露後、数分から2~3時間後に血圧低下
a. 乳児および小児：収縮期血圧の低値または30%以上の低下
b. 成人：収縮期血圧90mmHg以下または日常値の30%以上の低下

3つの基準のうち1つを満たした場合に可能性が高い

（文献3より作成）

CASE
16
皮疹

　皮膚症状やアレルゲンに曝露した可能性がある患者において、表1の呼吸器症状、循環器症状、消化器症状のいずれかを認めた場合にはアナフィラキシーと判断するとよいでしょう。つまり、「皮膚症状＋消化器症状」「循環器症状＋消化器症状」であってもアナフィラキシーの可能性もあるわけです。トリアージの段階でバイタルサインの異常が明らかであればトリアージに悩むことはありませんが、一見するとバイタルサインが安定している患者においてはアンダートリアージしがちです。今回の症例のように、皮疹を主訴に来院した患者においては、呼吸困難や喘鳴、バイタルサインは確認しても、消化器症状や失神、めまいは随伴症状として確認し忘れがちですから意識しておきましょう。今回もトリアージの事例から考えていきましょう。

問診しよう

（蕁麻疹か、何が原因かな）
今日はどうしました？
Ns.

蕁麻疹が……もうかゆくて……

（バイタルサインは問題なさそうね）
何かアレルギーはありますか？

いえ、特にありません。

息苦しかったり、喉が詰まる感じなどはありませんか？

大丈夫です。

胸の音を聴かせてくださいね
（喘鳴はなしと。緊急性はないかな）

医師に相談

 蕁麻疹だと思うのですが、【緑】でよいですよね？

 バイタル問題なく、喘鳴とかもないですか？
研修医

 そうですね。バイタルは安定していて問題なさそうです。呼吸音も正常でした

 それなら大丈夫そうだね。

 さっきの蕁麻疹の患者さん、ぐったりしているから中に入ってもらうわね
先輩 Ns.

 え？

しばらくして…

 大丈夫ですか？

 はい、なんだか気持ち悪くてふらっとしちゃって……

 顔色悪いですね。バイタル測定しましょう

 血圧 68/42mmHg ですね……

 はい、これ持ってきたらパッパとやりましょう

 アドレナリン！ あ、はい！

最終診断：アナフィラキシー

振り返り

 アナフィラキシーには至っていないと思ってしまいました

 急速に進行したんでしょうか？

 今回も大変でしたね。アナフィラキシーか否かはどのように判断したかな？
坂本 Dr.

 バイタルサインと喘鳴などの呼吸に問題ないことは確認したのですが……

 消化器症状は確認したかな？

 なんだか気持ち悪そうにしているなとは思いましたが……

 そういえば、急性の嘔気や嘔吐ではアナフィラキシーも考えると先生に習った気が…… （case07「嘔吐・嘔気」参照）

 この患者さんは何が原因だったのですか？ 食べ物？
研修医

 トリアージで時間経過をもう少し確認すればよかったね。この患者さんは虫歯の治療で歯医者にかかって、その後、痛み止めを飲んでしばらくして症状が出たようだよ

 アレルギーは確認しましたけど、今回の原因を意識した問診はできていなかったですね

 アナフィラキシーは救急外来ではしばしば出合うから、診るべきポイントを整理しておきましょう

皮疹ではアナフィラキシーを見逃すな！

☑①急性か慢性か、それが問題だ！

　アナフィラキシー症状が数日かけて発症することはありません。数日前からの皮疹であれば基本的には焦る必要はありません。それに対して、急性経過の場合は、まずアナフィラキシーの可能性はないかを意識して対応するようにしましょう。

☑②「皮疹＋α」の症状に着目し、アナフィラキシーか否かの判断を迅速に行おう！

　アナフィラキシーによる死亡事例の検討によると、心停止もしくは呼吸停止に至るまでの時間（中央値）は薬剤で5分、ハチ毒で15分、食物で30分です[4]。とにかくアナフィラキシーは早期に疑い、アドレナリンという唯一の治療薬を適切に使用する必要があるのです（コラム①「アナフィラキシーに対するアドレナリン」参照）。

　皮膚症状に加えて、呼吸器症状、循環器症状、消化器症状のいずれかを認めた場合にはアナフィラキシーと判断し【赤】トリアージとしましょう。ちなみに意識障害は呼吸器症状による低酸素血症、循環器症状による血圧低下の結果と判断し、やはり危険なサインと考えましょう。喘鳴や喉頭浮腫などの呼吸器症状、血圧低下など明らかなバイタルサインの異常を伴う循環器症状は有名であり、見逃すことはないと思いますが、失神、前失神を示唆するめまい、そして消化器症状は軽視しがちです。表2のアナフィラキシーの症状は確認し忘れることなかれ。

☑③痛みを伴う場合は、痛みを入り口としてトリアージを！

　下肢の皮疹に加え痛みがある、腹部に皮疹を認め痛みがある、そのような場合にはそれぞれ蜂窩織炎に代表される皮膚軟部組織感染症、帯状疱疹の頻度が高いでしょう。そのほか、薬疹や動物咬傷、虫刺傷など鑑別は多岐にわたりますが、トリアージポイントはシンプルです。痛みを伴う場合には、下肢痛（JTASの四肢痛【554/555】）や腹痛【251】などからトリアージしましょう。

☑④皮疹は局在しているか否か、所在を明確に！

　帯状疱疹は典型的な部位に典型的な皮疹を認めれば診断は容易ですが、注意点があります。帯状疱疹の重症型として播種性（汎発性）帯状疱疹というものがあります。これは発症当初は分節性に生じた帯状疱疹がデルマトームとは無関係に広範囲に散布する病

CASE
16
皮疹

態です。1ヵ所だけではなく複数箇所（胸部だけでなく腹部にも、腹部だけでなく頸部にも、など）に皮疹を認める場合には注意です。重症度が高いため、通常の帯状疱疹よりもトリアージレベルを上げるのは理解しやすいとは思いますが、それとともに播種性の場合には空気感染するため感染対策にも注意が必要です。コロナ禍を経験し、皆さんは感染対策を徹底していると思いますが、結核などと同様、空気感染の可能性がある場合にはより注意が必要となります。患者さんの待機場所など、病院のルールを事前に確認し、対応の遅れを防ぐようにしましょう。

　もう1点、トリアージの段階で大きく影響するわけではありませんが、「どこに」皮疹があるのかもポイントとなります。どこにあると注意するべきなのかわかりますか？（コラム②「顔面の蜂窩織炎、帯状疱疹は要注意！」参照）。

☑ ⑤既知のアレルギーとともに、以前のアレルギー症状を確認しよう！

　JTAS の皮疹【708】には含まれていませんが、アレルギー反応【657】の項には重篤なアレルギー反応の既往は【赤】となっています。「甲殻類のアレルギーがあり、以前にアナフィラキシーの既往がある人が、気づかず甲殻類を食べてしまい皮疹を認めた」という訴えで来院したら、それはアナフィラキシーに準じた対応が必要でしょう。これは理解しやすいと思います。それでは「ペニシリン系のアレルギーがある人が、歯医者で処方された抗菌薬を内服してから皮疹が認められた」という訴えであった場合にはどうするべきでしょうか。アナフィラキシーを示唆する症状を伴っていれば原因によらず【赤】対応しますが、皮疹は認めるものの全身状態は安定している、そのような場合です。ポイントは具体的にどのような症状を認めたのかという点です。

　患者さんの訴えるアレルギーというのが、真のアレルギーなのか否かはきちんと区別する必要があります。たとえば、抗菌薬を内服して下痢をしたという場合、そもそもの胃腸炎（この病態に対して抗菌薬は原則不要ですが処方されることもある）による下痢、さらには抗菌薬のアレルギーではない正常の反応としての下痢であれば、それは抗菌薬に対する重篤なアレルギー反応を疑う必要はありません。それに対して、内服後の急性期に呼吸困難を伴う皮疹を認めた、内服後に掻痒感を伴う皮疹が広範囲に広がった、内服1～2週間後に粘膜疹を伴う皮疹を認めたなどは真のアレルギー反応である可能性が高く、注意が必要です。トリアージの段階では、少なくともどのような症状が、原因と考えられる薬剤や食事などをとってから、どの程度のタイムラグで生じたのかは確認するようにしましょう。抗菌薬を内服後、数時間後に下痢をした、これはアレルギーではないですよね。

☑ ⑥くすりもりすく、処方薬以外も必ず確認！

NSAIDs や抗菌薬など薬剤による皮疹もしばしば出会います。薬疹の検索に薬手帳を確認するのは必須ですが、頓服で使用した薬はないか、処方薬以外にサプリメント、漢方、市販薬などの内服をしていないか、さらには歯医者から薬をもらって内服（NSAIDsや抗菌薬の処方が出ることが珍しくない）していないか、過去にもらった薬や家族・友人からもらった薬を内服していないか、とにかく「くすりもりすく」とつねに意識して、根こそぎ確認するようにしましょう。慣れればすぐに確認できますよ。

一歩上のトリアージ

1 アナフィラキシーを示唆する所見を認める場合には【赤】、消化器症状を見逃すな！

2 皮疹の部位はくまなく聴取！ 感染対策の徹底を！

3 アレルギー歴は具体的に聴取を！ 何でどのような症状が出たのかを確認すべし！

4 「くすりもりすく」、処方薬以外も、使用した薬剤は根こそぎ確認！

CASE **16**
皮疹

---

column

①アナフィラキシーに対する アドレナリン

アナフィラキシーに対してアドレナリンはいつ、どこに、どのように、どれくらい投与するべきでしょうか。

・いつ？

皮膚症状に加えて、もしくは抗菌薬や既知のアレルゲン曝露後に、呼吸器症状・循環器症状・消化器症状のいずれかを認めた場合には、アナフィラキシーを考えアドレナリンの適応です。アナフィラキシーショックがア

ドレナリンの適応なのではなく、アナフィラキシーの段階でアドレナリンの適応です。ここを勘違いしないでください。

・どこに？

大腿外側広筋に投与です。肩ではありません。

・どのように？

筋注です。皮下注ではありません。静注でもありません。

・どれくらい？

0.3〜0.5mg です。1mg ではありません。

②顔面の蜂窩織炎、帯状疱疹は要注意！

JTASには顔面の蜂窩織炎、特に眼窩周囲は【赤】となっています。なぜでしょうか。

皮膚軟部組織感染症では、壊死性軟部組織感染症（壊死性筋膜炎）を見逃さないことが重要です（case06「四肢痛」参照）。一般的には蜂窩織炎は急ぐ必要はありませんが、顔面の場合には少し注意が必要です。顔面の皮疹の原因が蜂窩織炎であれ帯状疱疹であれ、眼窩周囲の場合には失明の可能性があり、他部位と比較して慎重な対応が必要です。バイタルサインが問題なければ【赤】にする必要はないと思いますが、部位が大切であることは認識しておきましょう。

引用・参考文献

1) 日本アレルギー学会. アナフィラキシーガイドライン. 2014. https://anaphylaxis-guideline.jp/pdf/guideline_slide.pdf
2) Joint Task Force on Practice Parameters, et al. The diagnosis and management of anaphylaxis: an updated practice parameter. J Allergy Clin Immunol. 115(3 Suppl 2), 2005, S483-523.
3) Sampson, HA. et al. Second symposium on the definition and management of anaphylaxis: summary report--Second National Institute of Allergy and Infectious Disease/Food Allergy and Anaphylaxis Network symposium. J Allergy Clin Immunol. 117(2), 2006, 391-7.
4) Pumphrey, RS. Lessons for management of anaphylaxis from a study of fatal reactions. Clin Exp Allergy. 30(8), 2000, 1144-50.

CASE 17 四肢の脱力（麻痺）

症例

| 年齢 | 71歳 | 性別 | 男性 | 症状 | 朝起きたときから右手が動かしづらい |

☑ **Vital signs** (トリアージ時)

意識清明　血圧：188/101mmHg　脈拍：81回/分　呼吸数：18回/分　SpO₂：96%

体温：36.5℃　瞳孔：4.0/3.5 ＋/＋

トリアージしてみよう

☑ 【409】四肢の脱力・脳血管障害の症状

　今回の症例をJTAS（図1）に当てはめてみると、発症が4.5時間以内であれば【赤】、そうでなければ【黄】となりそうです。それでは正確な発症時間がわからなかったらどうするか？ また、本症例のように上肢の麻痺を認めたらすべて脳梗塞などの脳卒中が疑われるのか？

　脳卒中に出会う頻度は救急外来では非常に多く、早期発見・早期治療が非常に重要な疾患です。トリアージ時に脳卒中を的確に見抜き、緊急度を適格に判断するためのポイントを整理しておきましょう。

ヒント：
Emergency Doctor's eye

☑ 脳卒中の疫学

　脳卒中は脳梗塞、脳出血、クモ膜下出血に大別され、日本では脳梗塞が全体の74%程度を占め最も頻度が高いです[1]。脳卒中はどれも早期の治療介入が必要ですが、そのなかでも脳梗塞はアルテプラーゼを用いた血栓溶解療法（recombinant tissue-type plasminogen activator, rt-PA）や血栓回収療法など時間制約のある治療法があるため特に注意が必要です。

coeding system	JACRS	code	409 四肢の脱力・脳血管障害の症状

1	バイタルサイン
2	バイタルサイン、深在性疼痛（急性強度）、出血性素因
2	発症＜3〜4.5 時間
3	バイタルサイン、深在性疼痛（急性中等度）、出血性素因
3	＞3〜4.5 時間または症状軽快

頭痛があれば疼痛スケールの使用を検討する

成人：第１段階	
1	重度呼吸障害
1	ショック
1	意識障害（高度）（GCS 3-8）
2	中等度呼吸障害
2	循環動態不安定
2	意識障害（中等度）（GCS 9-13）
2	発熱、免疫不全
2	敗血症疑い（SIRS 診断基準または quick SOFA の２項目以上を満たす）
3	軽度呼吸障害
3	脈拍・血圧の異常値（循環動態は安定）
3	発熱（具合悪そう）、SIRS 診断基準の２項目未満
成人：第２段階	
2	急性深在性の強い痛み（8-10）
2	出血性素因（生命または四肢を失う恐れのある出血
3	急性深在性の中等度の痛み（4-7）
3	出血性素因（中等度・軽度の出血）

図１　JTAS2017：四肢の脱力・脳血管障害の症状［成人 症候リスト］

（出典：JTAS2017）

☑ 脳卒中を疑うサイン

どのようなときに脳卒中を疑うべきでしょうか。顔面や四肢の片麻痺や構音障害（呂律が回らない）を認める場合には誰もが疑いますよね。

CPSS、聞いたことがあるでしょうか？ Cincinnati Prehospital Stroke Scale の略で病院前脳卒中スケールのことです。①顔のゆがみ（歯を見せるように、あるいは笑ってもらう）、②上肢挙上（閉眼させ、10 秒間上肢を挙上させる）、③構音障害（患者に話をさせる）の３つを確認し、脳卒中の可能性を評価します。３つのうち１つでも認めれば脳卒中の可能性は 70% 程度とされ、救急隊を中心として使用されています。

CPSS 以外に FAST（Face、Arm、Speech、Time to call）、FASTER（Face、Arm、Speech、Time、Emergency Response protocol）、KPSS（Kurashiki Prehospital Stroke Scale）、LAPSS（Los Angeles Prehospital Stroke Screen）、MASS（Melbourne Ambulance Stroke Screen）、BEFAST（Balance、Eyes、Face、Arm、Speech、Time to call）など複数の病院前脳卒中スケールが存在しますが、それぞれに欠点が存在し、項目数が多いものは精度が高い反面、評価に時間がかかります。施設ごとに使用するスケールを統一し、注意点を意識してトリアージするとよいでしょう。

CPSS は前述した３項目で評価は簡単なので、この３項目をまずは理解し、評価する際のポイント、そして追加で確認すべきことについてまとめます。

①顔のゆがみ（顔面麻痺）：しわ寄せに左右差があるか否か、なければ中枢性！

　顔面の麻痺を認める際、それが末梢性の顔面麻痺（ベル麻痺）なのか脳卒中などによる中枢性の麻痺なのかを見分ける必要があります。これはとても簡単で、額のしわ寄せができるか否かを確認すればOKです。顔面の上半分は左右の大脳皮質によって支配されているため、もしも脳卒中による顔面の麻痺が起こってもしわ寄せは可能です。要は左右両側から支配されているため、どちらかが障害されてもしわは寄せられるのです（顔面の下方は片側支配なので麻痺が生じ口角は下がります）（図2-A）。それに対して末梢性の場合にはしわ寄せができなくなるため、口角が下がって、同側のしわ寄せもできなくなるのです（図2-B）。

　眼をぎゅっとつぶってもらい左右差を比較することも重要です。麻痺側では閉眼しづらくなるため、結果としてまつ毛が見やすくなります。これをまつ毛徴候と呼びます。額のしわ寄せができず、まつ毛徴候陽性であれば自信をもって末梢性の顔面神経麻痺と判断しましょう。口角の下垂もあわせて評価しますが、意外と難しかったりしますよね。お勧めは上から順（額のしわ寄せ→まつ毛徴候→口角下垂）に評価して、こちらに口角下垂があるはずだと思って評価すると判断しやすいかと思います。

②上肢挙上

　これは誰もが一度は確認したことがあるでしょう。上肢バレー徴候（Mingazzini の上肢挙上試験）と呼ばれるものです。患者に両上肢を前に出してもらい、目の高さで両手を水平に保ってもらいます（その際に手掌は下向き、指は開いてもらう）。目を閉じてもらい観察し、左右差を認めるか否かを確認します。具体的には手の下方への落下、震え、回内の有無などを観察します。麻痺が存在すれば落下や回内が認められます[2]。

　脳梗塞など脳卒中では通常上肢の麻痺のみということはなく、何らかの顔面の症状を伴います。首から上はまったく問題ないけれども上肢や下肢の麻痺を認める場合には、

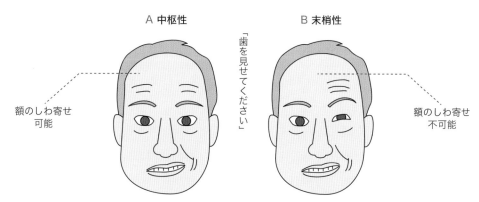

A 中枢性　　　　　B 末梢性

「歯を見せてください」

額のしわ寄せ
可能

額のしわ寄せ
不可能

図2　顔のしわ寄せによる中枢性・末梢性の見分け方

CASE
17
四肢の脱力（麻痺）

脳卒中もどき（Stroke mimics）を疑う1つの根拠となります（case10「意識障害」コラム「Stroke mimicsとは」参照）。

③構音障害

　会話の内容は問題ないものの、舌や口唇の運動麻痺によって呂律が回りづらい状態を指します。患者さんは「喋りづらい」と訴えることが多いでしょう。

　それに対して、会話のキャッチボールが成り立たない状態を失語症といいます。優位半球の障害（右利きの人は左、左利きの人も大半は左）で起こり、物の名前が答えられなくなったり、文字による言葉の理解ができなくなったりします。脳卒中で失語を呈する症例の多くは中等度ないし高度の右片麻痺を伴いますが、なかには失語のみが前景となっていることもあるため、会話が成立しない場合には失語の可能性も意識するようにしましょう。

　構音障害のみの場合には睡眠導入剤などによることも経験します（特に朝方の症状）が、前述した顔面や上肢の麻痺を伴う場合には積極的に脳卒中を疑います。失語の場合にはそれ自体が脳卒中を疑うサインとして対応するのがよいでしょう。

　脳卒中のうち、クモ膜下出血は疑うサインが異なります。クモ膜下出血は麻痺で来院するよりも、頭痛、意識障害、意識消失を主訴に救急外来を受診するため、麻痺の有無で判断してはいけません。むしろ麻痺がないことの方が多いのがクモ膜下出血です。

☑ 脳卒中の典型的なバイタルサイン

　脳卒中患者さんのバイタルサインは通常どうなるでしょうか。これは覚えるのではなく理解してしまいましょう（表1）。たとえば脳出血が起こると頭蓋内圧が上昇します。頭蓋骨に囲まれた逃げ場のないところで出血するわけですから頭蓋内圧は高まりそうですよね。そうなると身体は体血圧を上げて何とか脳へ血液を回そうとするわけです。そのため、脳卒中患者では一般的に血圧は高くなります。普段の血圧との比較が重要ではありますが、収縮期血圧が140〜160mmHg以上へ上昇している場合には、脳卒中として矛盾なしと考えるとよいでしょう。それに対して、120mmHg以下など正常または低めの場合には、意識障害や麻痺など脳卒中を疑うサインがあったとしても、安易に決めつけず、脳卒中もどき（stroke mimics）も考える必要があります（詳細は後述）。

　もう1点、意識障害を伴う場合には瞳孔も意識しましょう。対光反射の消失や瞳孔径の1mm以上の不同を認める場合には頭蓋内疾患の可能性が高まります。また、めまいを伴っている場合には眼振を確認し、垂直性や左右の注視方向性眼振を認める場合には脳卒中らしい所見であることも覚えておきましょう。

　今回もトリアージの事例から考えていきましょう。

表1　意識障害と頭蓋内疾患

収縮期血圧（mmHg）	尤度比
～90	0.03
90～99	0.08
100～109	0.08
110～119	0.21
120～129	0.45
130～139	1.50
140～149	1.89
150～159	2.09
160～169	4.31
170～179	6.09
180～	26.43

瞳孔	尤度比
対光反射の消失	3.56
1mm 以上の不同	9.00

（文献3より作成）

問診しよう

（右麻痺か……脳梗塞かな）
今日はどうしました？
Ns.

なんか右手に力が入らなくて

（バイタルサインは血圧が高い以外は問題なしと）いつからですか？

朝起きたときからです

昨日何時に寝ましたか？ 寝る前は問題なかったのですか？

23 時ごろですかね、そのときは特に普段と変わりなかったです

今7時 40 分ですが、朝は何時に起きたのですか？

今日は 6 時過ぎですね

そうですか。23 時過ぎは問題なく、6 時過ぎに起きたときにはすでに右手が動かしづらかったんですね

はい

（最終未発症時刻は就寝前か。そうなると rt-PA の適応はなさそうね……）

医師へ相談

右上肢の麻痺で脳卒中疑いの患者さんですが、発症から 4.5 時間以上経過していそうで、バイタルサインも問題ないので【黄】にしようと思いますが、問題ないですか？

時間はどのぐらい経っていそうなのですか？
研修医

朝起きたときからの症状で、問題なかったのが寝る前なので 9 時間程度は経過していると思います

寝ている間の発症ですか。そうなると血栓溶解療法の適応はなさそうですね。【黄】でよさそうですね

 家族（娘さん）によると、5時ごろにトイレに行ったときには普段通りで右手も問題なかったみたいよ。あと右下肢も今は違和感があるって。急いで対応するのがいいわね

先輩 Ns.

 え？　はい

 5時には問題なかったのですか？

 あ、そうなんです。娘に言われて思い出しましたがそのときは特に違和感なかったなぁ。トイレ行って、もう少し寝ようと思ってその後からだねぇ

 急ぎましょう！

最終診断：急性期脳梗塞

振り返り

 トイレに行ったときのこと言ってくれれば……

 4.5時間以内で血栓溶解療法の適応時間内の発症でしたね……焦りました

 今回は脳卒中の患者さんでしたね。脳梗塞は以前は再発予防に努めるしかなったのですが、現在は血栓溶解療法や回収療法の登場によってだいぶ変わりましたね。時間的制約があるので可能なかぎり迅速に診断し治療介入を行うことが求められます

坂本 Dr.

 起床時からの発症の場合にも適応となることもあるんですね

 JTAS では発症 4.5 時間以内であれば【赤】となっていますが、回収療法などのことも考えると 24 時間以内は【赤】と変える方がよいですか？

 2 人ともよい質問ですね。脳卒中、特に脳梗塞が疑われた場合のトリアージでは、そのあたりが重要な点なので整理しておこう

トリアージポイント
脳卒中では、発症時間を意識し、脳卒中らしさを瞬時に判断しよう！

☑ ①発症時間をチェック！

　脳卒中、特に脳梗塞では時間制約のある治療法が存在するため迅速な判断が求められます。「Time is Brain」と呼ばれるゆえんです。血栓回収療法の適応時間は徐々に拡大傾向にあり、○時間以内というのは施設ごとに異なることもありますが、血栓溶解療法は 4.5 時間以内です。トリアージや初療が遅れ、選択肢を減らすことは避けなければなりません。そのためには発症時間の把握が必須となります。

　救急外来では、意識障害や認知症のために正確な発症時間を本人から聴取できないことも少なくありません。そのため、同伴者（家族や仕事の同僚など）からの病歴聴取も

非常に大切です。

　それでは本症例のように、起床時から麻痺などのサインを認める場合には発症時間をどう判断すべきでしょうか。皆さん6時間以上は睡眠時間を確保していますよね（してくださいね）。そうなると、就寝前に問題なく起床時にすでに症状があった場合には、最終未発症時刻から4.5時間以上経過しているため血栓溶解療法の適応はないと判断するのでしょうか？ここでポイントとなるのが、本当に就寝前が最終未発症時刻なのかということです。高齢者はたいてい夜間に1度や2度、トイレに行きます。その際に問題なければその時間が最終未発症時刻となりますよね。

　そのほか、正確な時間がわからなくても日ごろのルーティンが実施されているか否かでおおまかな発症時間を判断できることがあります。新聞や郵便物を取り込んでいるか、パジャマから着替えているか、朝食の準備をしているか、このあたりを確認し、安易に血栓溶解療法や回収療法の適応外と判断しないようにしましょう。

　脳梗塞全体の14〜27%はWake-up Strokeといって、就寝中に起こり起床時に症状が出現しています[4]。朝起きたときからの症状だから血栓溶解療法の適応なしでは、本来適応可能な多くの患者さんをスルーしてしまう可能性があるため要注意です。

　最近は発症時間が不明確な場合にMRI画像で超急性期か否かを判断し対応することもあります[5]。詳細は割愛しますが、確実な発症時間が不明確で、少なくとも24時間以内発症の可能性がある場合には、トリアージの段階では急性期脳卒中の疑いとして【赤】として対応するのがよいでしょう。

☑ ②発症様式、時間経過をチェック！

　症状が2日前からだとしても、症状が進行性の場合や一度改善した症状が再度生じている場合には、注意が必要です。右手の動かしづらさが2日前から生じ、症状に変化を認めない場合や改善傾向の場合には【黄】トリアージでOKです。しかし、右上肢だけであったものが下肢の症状も数時間前から認めた、一度症状は完全に消失したけれども再度生じている場合（一過性脳虚血発作：transient ischemic attack, TIA）には、今後の症状の増悪のリスクが高く、また場合によっては血栓溶解療法や回収療法の適応となりうるため、増悪時、再燃時の時間を明確にし判断する必要があります。4.5時間以内に増悪、再燃している場合、もしくは経過がはっきりしない場合には【赤】トリアージとして対応するべきです。

☑ ③ Stroke mimics を意識してトリアージを！

　麻痺を認めたらそれはすべて脳卒中なのでしょうか。実は低血糖でも数％は麻痺な

CASE
17
四肢の脱力（麻痺）

ど脳卒中と同様のサインを示すことがあります。また、大動脈解離も麻痺や意識障害、意識消失など脳卒中様症状を認めることがあるのです。そのほか、痙攣後（postictal state）に麻痺（痙攣後のTodd麻痺）や意識の変容を認めることもあります。これらはstroke mimicsと呼ばれ、脳卒中を疑った際にはつねに意識しておく必要があります。脳卒中は急性期には通常血圧が高くなるため、血圧が正常または低い場合には、特にstroke mimicsの可能性を考えて対応し（表2）、特に以下の2点は確認しましょう。血圧の測定エラーということもあるので再検はしてほしいですけどね（case10「意識障害」コラム「Stroke mimicsとは」参照）。

☑④血糖値をチェック！

意識障害のときと同様に、脳卒中を疑った場合にも血糖値を確認する癖をつけましょう。低血糖は早期の介入が必要であるだけでなく、50mg/dL未満や400mg/dLを超える血糖値の場合には、血糖値への介入なくして血栓溶解療法は行えません（禁忌事項に該当します）。

☑⑤血圧の左右差、痛みの有無をチェック！

脳卒中を疑った際には、決して頻度は高くありませんが、大動脈解離の可能性も意識して対応する癖をつけておくとよいです。大動脈解離にもかかわらず血栓溶解療法を実施してしまったらおそろしいことになりますよね。実際に血栓溶解療法が可能となった直後にはそのような症例が一定数報告され、現在の静注血栓溶解（rt-PA）療法適正治療指針にも、大動脈解離に関しては焦点を当てるよう記載があります[6]。

発症時や来院時に胸痛や背部痛などは痛みはないか、血圧の左右差を認めないか、四肢を触診し左右差は認めないかは確認しておきましょう。

表2　脳卒中を疑った際に意識すべきこと

確認すべきこと	想起すべき疾患・病態
①血糖値の確認	①低血糖
②発症時の痛みの有無	②大動脈解離
③血圧の左右差	③てんかん
④四肢の触診	④外傷
⑤意識の経時的変化	⑤失神
	⑥その他（髄膜炎、感染性心内膜炎 など）

1 発症時間を明確に！ Wake up stroke を軽視するな！

2 血圧が低かったら要注意！ Stroke mimics も意識せよ！

3 血糖測定、痛みの有無、血圧の左右差も確認を！

CASE
17
四肢の脱力（麻痺）

引用・参考文献

1）国循脳卒中データバンク 2021 編集委員会 . 脳卒中データバンク 2021. 東京, 中山書店, 2021, 1-200.
2）廣瀬源二郎. Barré 試験と Mingazzini 試験－ Mingazzini 原著の重要性－. 臨床神経学. 55（7）, 2015, 455-8.
3）Ikeda, M. et al. Using vital signs to diagnose impaired consciousness: cross sectional observational study.
　　BMJ. 325(7368), 2002, 800.
4）Biggs, D. et al. How should we treat patients who wake up with a stroke? A review of recent advances in
　　management of acute ischemic stroke. Am J Emerg Med. 37(5), 2019, 954-9.
5）Thomalla, G. et al. MRI-guided thrombolysis for stroke with unknown time of onset. N Engl J Med. 379(7),
　　2018, 611-22.
6）日本脳卒中学会 脳卒中医療向上・社会保険委員会 静注血栓溶解療法指針改定部会 . 静注血栓溶解（rt-PA）療法適正
　　治療指針 第 3 版 . 脳卒中 . 41（3）, 2019, 205-46.

発熱

症 例			
年齢	81歳	性別	女性	症状	発熱、だるい

☑ **Vital signs** （トリアージ時）

意識清明　血圧：128/51mmHg　脈拍：102回/分　呼吸数：24回/分

SpO₂：97%　体温：38.5℃

トリアージしてみよう

☑ JTAS：【852】発熱

　今回の症例を JTAS（図1、図2）に当てはめてみると、qSOFA は満たさないものの、SIRS は3項目を満たし【赤】となります。しかし、このような患者さんはしばしば救急外来を walk-in で来院しますよね。本当に全例【赤】と判断しなければならないのでしょうか。また、中等度の脱水を認める場合にも【赤】となりますが、中等度の定義が「粘膜の乾燥・頻脈、皮膚の張り（ツルゴール）の減少・尿量減少を認めるもの」と定義されています。こちらも多くの高齢者で満たしてしまいそうです。

　発熱を主訴に救急外来を訪れる患者は非常に多く、アンダートリアージは容認できませんが、あれもこれも【赤】となってしまうのでは対応に困ってしまいます。より実践的なトリアージをここでは考えていきましょう！

ヒント：
Emergency Doctor's eye

☑ 発熱の鑑別疾患

　救急外来で発熱を主訴に来院する人は非常に多いですよね。新型コロナウイルス感染症（COVID-19）やインフルエンザが流行している場合には、感染対策を徹底し、まずこれらを考え対応することが多いとは思いますが、発熱の原因はまだまだたくさん存在

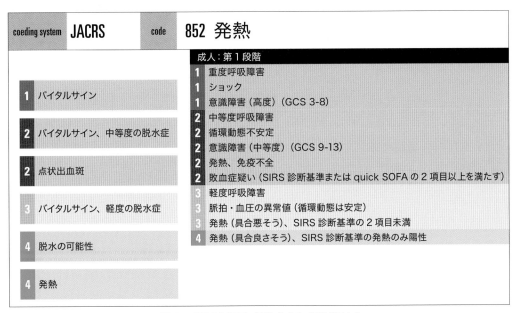

図1　JTAS2017：発熱 [成人 症候リスト]

（出典：JTAS2017）

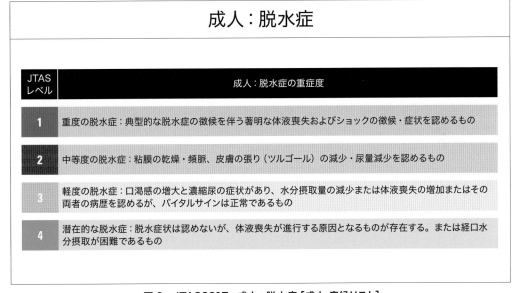

図2　JTAS2017：成人：脱水症 [成人 症候リスト]

（出典：JTAS2017）

します。しかし、トリアージの段階ではシンプルに感染症をまず第一に考え対応するのでOKです。悪性腫瘍や膠原病、さらには血栓や薬剤、偽痛風、骨折などでも発熱は来しますが、重症度は高いことはあっても緊急性はそれのみでは高くはありません。緊急度の判断に関わる因子は急速に進行しうる感染症であり、頻度も圧倒的に多いのが現状です。治療の遅れが問題となるのは、COVID-19やインフルエンザなどのウイルス感

染症よりも細菌感染症です。そして、細菌感染症による敗血症は介入の時間が遅れれば遅れるほど予後が悪くなってしまうため、トリアージでは敗血症らしい患者さんを見抜くことが大切となります。

☑ 敗血症とは

皆さん、敗血症の定義や診断基準を知っているでしょうか。執筆時点では、敗血症は「感染症によって重篤な臓器障害が引き起こされる状態（Sepsis-3）」と定義されています[1, 2]。臓器障害ですから敗血症というのは重症度が高い状態と考えておいた方がよいわけです。2021年度の時点ではとわざわざ記載したのは、敗血症の定義は時代とともに変化しており、この変遷の理由を知ると理解が深まります。

今から約30年前、敗血症は「感染に起因する全身性炎症反応症候群（SIRS）（Sepsis-1）」と定義されていました（表1）。私が研修医だったころもその定義で対応していましたが、これが2016年、上記のようにSepsis-3へと変わったのです。「あれ？ Sepsis1からSepsis-3？ Sepsis-2は？」と思った方もいるかもしれません。2001年、「感染による全身症状を伴った症候（Sepsis-2）」というものも存在したのですが、煩雑で評価項目が多く、また診断精度もSepsis-1と大差なかったため、臨床の現場では普及しませんでした。

Sepsis-1の定義を見て、皆さんどのように感じますか？ SIRSの4項目中2項目を満たし、それが感染症によるものと判断した場合、それは敗血症の疑いとなるわけですが、「いとも簡単に満たしてしまうのでは？」と思いませんか。実際に、感染症のフォーカスである肺炎、腹腔内感染症（胆管炎など）、尿路感染症、皮膚軟部組織感染症（蜂窩織炎など）は増えていないにもかかわらず、敗血症と診断される頻度は増しました。要は何でもかんでも敗血症と判断されてしまったのです。敗血症と名付け特別扱いする理由は、早期に介入すべき感染症患者を拾い上げることであり、一見すると軽症そうに見える患者さんからそのような患者さんをピックアップすることが大切です。その点か

表1　SIRS：感染症を拾い上げるための有用な指標

体温	＞38℃または＜36℃
心拍数	＞90回/分
呼吸	呼吸数＞20回/分またはPaCO$_2$＜32Torr
白血球数	＞12,000/mm^{3}または＜4,000/mm^{3}あるいは未熟顆粒数＞10%

2項目以上を満たせばSIRS
SIRS：systemic inflammatory response syndrome（全身性炎症反応症候群）

らいうと SIRS というのは利用しがたく、また、臓器障害を伴う感染症患者の8例に1例は SIRS を満たさないという報告もあることから、Sepsis-1 に変わるものが必要なのではないかと考えられ Sepsis-3 が登場したのです[3]。

敗血症は「感染症によって重篤な臓器障害が引き起こされる状態（Sepsis-3）」でありマズい状態である、まずはこれを頭に入れておきましょう。

☑ 敗血症の重症度

以前（Sepsis-1、2）は「敗血症、重症敗血症、敗血症性ショック」の3段階に区分されていましたが、現在（Sepsis-3）は「敗血症、敗血症性ショック」の2段階です。敗血症性ショックは「急性循環不全により細胞傷害および代謝異常が重度となり、ショックを伴わない敗血症と比べて死亡の危険性が高まる状態」と定義されています[2]。具体的には、敗血症患者において、十分な輸液を行ったにもかかわらず、①平均動脈圧≧65mmHg を維持するのに昇圧薬を要する、②血清乳酸値 > 2mmol/L をともに満たすものとされます。血圧が下がっていても、輸液を行い状態が安定すれば敗血症であって、敗血症性ショックではありません。

☑ 敗血症の診断基準

敗血症の定義は理解できたでしょうか。それでは実際に敗血症を診断する際にはどのような思考過程で行うのがよいでしょうか。

Sepsis-3 から qSOFA（表2）が導入され、重篤な病態である敗血症を見逃すことなく拾い上げることが重要視されています。しかし、qSOFA が2項目未満であっても敗血症が否定できるわけではありません。「それでも敗血症が疑わしい」場合にはその先に進み診断していきます（図3）。

SOFA score（表3）は呼吸、凝固、肝、循環、中枢神経、腎機能の6項目を評価するものですが、これが2点以上であれば敗血症であると判断します。トリアージの段階で正確に評価できるものではありませんが、SpO_2 の低下を認め酸素投与が必要な病態であれば、少なくとも1点、意識障害を認めている場合もまた少なくとも1点が加算されるため、意識が悪く SpO_2 が低い場合には、その段階で SOFA 陽性、マズい状態と判断し【赤】で OK です。この場合はたいてい qSOFA を満たしていますから、「発熱＋ qSOFA 陽性」であれば【赤】と考えればよいですね。意識障害の項でも qSOFA 陽性患者では【赤】でしたよね（case10「意識障害」参照）。

それでは今回もトリアージの事例から考えていきましょう。

表2 qSOFA

項目	点数
収縮期血圧 100mmHg 以下	1
呼吸数 22 回 / 分以上	1
意識障害（GCS < 15）	1

2 点以上あれば敗血症の疑い

（文献 1 より作成）

図3 敗血症の診断基準

qSOFA ≧ 2 ？ → No → それでも敗血症が疑わしい

Yes ↓

SOFA ≧ 2 ？ ← Yes ←

Yes ↓

敗血症

（文献 1 より作成）

表3 SOFA score

	0	1	2	3	4
呼吸機能 PaO₂/FiO₂（mmHg）	≧ 400	< 400	< 300	< 200 呼吸補助下	< 100 呼吸補助下
凝固機能 血小板数（×10³/ μL）	≧ 150	< 150	< 100	< 50	< 20
肝機能 ビリルビン値（mg/dL）	< 1.2	1.2〜1.9	2.0〜5.9	6.0〜11.9	> 12.0
循環機能 血圧	MAP ≧ 70mmHg	MAP < 70mmHg	ドパミン< 5 γ or ドブタミン（投与量を問わない）	ドパミン 5.1-15 γ or アドレナリン≦ 0.1 γ or ノルアドレナリン≦ 0.1 γ	ドパミン> 15 γ or アドレナリン> 0.1 γ or ノルアドレナリン> 0.1 γ
中枢神経機能 Glasgow Coma Scale score	15	13〜14	10〜12	6〜9	< 6
腎機能 クレアチニン（mg/dL）	< 1.2	1.2〜1.9	2.0〜3.4	3.5〜4.9	> 5.0
尿量（mL/ 日）				< 500	< 200

PaO_2/FiO_2

$血小板数（×10^3/ μL）$

2 点以上あれば敗血症

（文献 1 より作成）

問診しよう

 （発熱か……ちゃんと感染対策してと……）今日はどうしました？
Ns.

 熱が出てしまって、だるくて……

 （バイタルサインは……38.5℃、高いなぁ）いつからの症状ですか？

 昨日寝るときに少しだるかったので早く寝たんです。今日起きたらもう汗びっしょりで……

 （原因は何だろう……）喉が痛かったり、呼吸が苦しいということはありますか？

それはないです。とにかくかったるくて……

水分はとれますか？

はい。水分はなんとか

（qSOFAは満たさないけどSIRSは陽性だから【赤】？ そこまで重症感ないし、水分はとれるから【黄】？）

医師に相談

発熱の患者さんですが、SIRS3項目陽性なのですが……

qSOFAは？

研修医

呼吸数のみ陽性です

qSOFA陰性なら敗血症じゃないから焦らなくて大丈夫。水分はとれてる？

水分は大丈夫みたいです

なら【緑】でいいんじゃない

あ、はい。ただなんかしんどそうなんですよねぇ〜

しばらくして……

さっきの発熱の患者さん、なんだかつらそうで付き添い家族も心配してるから再トリアージお願い

先輩Ns.

大丈夫ですか？

え？ あ、はい

さっきより反応が悪い気がします

呼吸数以外に意識障害もあるからqSOFA陽性ね。すぐに診ます。こんな感じだとは思わなかったわ……

……

最終診断：急性腎盂腎炎による敗血症、菌血症

振り返り

なんだかつらそうだったことをうまく表現できませんでした

SIRSは満たしていたけど、qSOFAは1項目だけだったのでしょうがないですよね

発熱の患者さんはたくさん来院するから、そのなかでどこに注目するかが大切ですね。敗血症はqSOFAを満たすか否かだけでは判断できないから注意だよ

坂本Dr.

え？ そうなのですか。qSOFAを使用することが推奨されてましたよね？

qSOFAは確かに優れた指標だと思いますが、敗血症すべてを拾い上げられるわけではないよ。あくまで重篤な感染症を見抜くための指標と考え、トリアージするときにはバイタルサインを総合的に読み解く必要があるかな

SIRSもバイタルサインが3項目含まれていますが、qSOFAと異なる項目もあって、いったいどこに注目したらよいのか……

そうだよね。ただし、意外とシンプルだから大丈夫。バイタルサイン以外にもいくつかトリアージの段階で注目してもらいたいところがあるので、今回はそのあたりをまとめておこう

CASE **18**
発熱

発熱では「声をかけ、脈を触れ、呼吸を真似よ！」

☑ ①敗血症のサインを見逃すな！

　敗血症を疑い対応する際に、以前は SIRS を用いていましたが、現在は qSOFA となりました。しかし、図3の通り、qSOFA を満たさなくても「それでも敗血症が疑わしい場合」には安易に否定することなく、敗血症の可能性がないかは考えなければなりません。それでは「敗血症が疑わしい場合」とはどのような状態でしょうか？

　qSOFA と SIRS、どちらにも共通している項目が「呼吸数」です。呼吸数は敗血症以外にも患者さんのマズいサインを察知するうえで最も重要なバイタルサインであり軽視してはいけないのでしたね（introduction02「トリアージにつなげるバイタルサインの適切な解釈」参照）。呼吸数以外に SIRS では脈拍と体温が含まれていたのに対して、qSOFA は意識と収縮期血圧で構成されています。皆さん、トリアージをする際に血圧測りますよね、同時に脈拍も確認しますよね。話しかけ反応を見れば意識状態もおおよそ確認できますよね。何が言いたいか、すべて評価すればよいのです。SIRS、qSOFA のどちらがよいのかという議論はしばしば行われるのですが、実際の現場ではどちらか一方をとるという状況はありません。qSOFA が普及することによって呼吸数はやはり大切であるということ、わずかであっても意識障害を見逃さないことがポイントであることを認識すればよく、脈拍や体温も当然重要なのです。特に体温は38℃以上と高ければ誰もが気にしますが、36℃未満の場合には軽視しがちです。高齢者が35.4℃という体温であっても、「普段から低いのでは？」などと勝手に解釈して対応していませんか？ SIRS の1項目でありこれも重要なサインです。

　以上から、私は患者さんを診察する際、「声をかけ、脈を触れ、呼吸を真似よ！」を合言葉に対応するようにしています[4]。具体的には、トリアージの時点でパッと見て重症感を確認し、その後会話をしながら反応などで意識状態を評価します。付き添いの方がいれば普段と同様の状態かを確認します。血圧を測定しながら脈を触れ、相手に気づかれることなく呼吸数を確認します。数を数えてもよいですが、相手の呼吸様式を真似すれば異常な呼吸か否かは比較的容易に判断できるでしょう。

　発熱患者においては、qSOFA を2項目以上満たす場合には敗血症を強く疑い【赤】、1項目以下の場合には SIRS に含まれるそのほかのバイタルサイン、さらには以下で述べる危険なサインを評価し緊急度を判断します。

☑ ②菌血症のサインを見逃すな！：悪寒戦慄、食事量をチェック！

　敗血症が感染症によって臓器障害を来している状態なのに対して、菌血症はどのように定義されるでしょうか。これは読んで字のごとく、血液の中に菌がいる状態、それが菌血症です。つまり血液培養が陽性の状態です。しかし、血液培養が陽性になるためには早くても数時間かかります。トリアージの段階で菌血症か否かを判断する術はあるのでしょうか。

　菌血症を予測するルールはいくつか存在するのですが、トリアージの段階では的を絞って評価すればOKです。最も簡便で有用なのが悪寒戦慄の有無です（表4）[5]。悪寒の程度として3段階、①軽度悪寒（mild chills）、②中等度悪寒（moderate chills）、③悪寒戦慄（shaking chills）とすると、悪寒戦慄では悪寒を認めなかった場合と比較して10倍以上の菌血症のリスクがあります[5]。悪寒戦慄は布団の中でもブルブル、歯がガチガチの状態であり、このような病歴の場合には菌血症らしいなと判断します。「寒気がしますか？」ではなく、「いつもより厚着をして布団に入っていても寒気が治まりませんか？」と確認しましょう。

　さらに食事量も合わせて確認しましょう。院内の研究ではありますが、食事摂取8割未満かつ悪寒戦慄がある場合には47.7％の人が菌血症であったのに対して、発熱は認めるものの食事摂取は8割以上かつ悪寒戦慄がない場合には2.4％であったと報告されています[6]。悪寒戦慄なく食事摂取も問題ない状態であれば菌血症を過度に心配する必要はなさそうです。

　本症例の患者さんは、悪寒戦慄の有無や食事摂取量を確認すると、悪寒戦慄があり食事も水分はとれるものの固形物はいっさい受け付けない状態でした。qSOFAは満たさないものの菌血症を疑うサインがあるため緊急度を上げて対応すべき症例であったといえます。JTASに則るとSIRSの2項目を満たしていることから【赤】となりますが、SIRSの2項目は発熱患者では満たすことが多いため、混雑している救急外来の現状を考えると【黄】とし、その後の経過で判断するのが現実的と思います。

CASE
18
発熱

表4　悪寒の程度と菌血症

悪寒の程度	菌血症の相対リスク
①軽度悪寒 mild chills	2倍
②中等度悪寒 moderate chills（重ね着でもブルブル）	4倍
③悪寒戦慄 shaking chills（布団の中でもブルブル＋歯がガチガチ）	12倍

＊相対リスクは、悪寒なし患者と比較した場合
（文献5より作成）

☑ ③感染対策を徹底しよう

　救急外来では初診の患者さんも多く、さまざまな疾患を抱えた患者さんが来院します。発熱にかかわらずつねに標準予防策は徹底し、自分と患者を感染から守る必要があります。標準予防策はすべての患者に対して行われる基本的な感染対策であり、手指衛生は基本中の基本です。トリアージごとに徹底しましょう。また、血液、体液、粘膜、損傷した皮膚などを扱う際は手袋が必要ですし、分泌物が飛散する場合にはマスクに加えゴーグル、ビニールエプロンなども装着する必要があります。

一歩上のトリアージ

1 重症度を瞬時に判断するために、声をかけ、脈を触れ、呼吸を真似よ！

2 悪寒戦慄は菌血症のサイン、食事摂取量と併せて評価しよう！

3 感染対策はつねに徹底を！

引用・参考文献

1) Singer, M. et al. The Third International Consensus Definitions for Sepsis and Septic Shock (Sepsis-3). JAMA. 315(8), 2016, 801-10.
2) 日本集中治療医学会・日本救急医学会合同 日本版敗血症診療ガイドライン2020特別委員会. 日本版敗血症診療ガイドライン2020（J-SSCG2020）. 2021.
3) Kaukonen, KM. Systemic inflammatory response syndrome criteria in defining severe sepsis. N Engl J Med. 372(17), 2015, 1629-38.
4) 坂本壮. 救急外来 ただいま診断中！. 東京, 中外医学社, 2015, 1-478.
5) Tokuda, Y. et al. The degree of chills for risk of bacteremia in acute febrile illness. Am J Med. 118(12), 2005, 1417.
6) Komatsu, T. et al. A Simple Algorithm for Predicting Bacteremia Using Food Consumption and Shaking Chills: A Prospective Observational Study. J Hosp Med. 12(7), 2017, 510-5.

索引

WEB動画 WEB動画の視聴方法

本書の動画マークのついている項目は、WEBページにて動画を視聴できます。以下の手順でアクセスしてください。

■メディカ ID（旧メディカパスポート）未登録の場合

メディカ出版コンテンツサービスサイト「ログイン」ページにアクセスし、「初めての方」から会員登録（無料）を行った後、下記の手順にお進みください。

https://database.medica.co.jp/login/

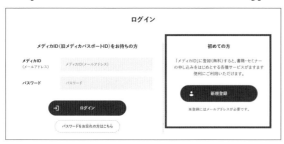

■メディカ ID（旧メディカパスポート）ご登録済の場合

①メディカ出版コンテンツサービスサイト「マイページ」にアクセスし、メディカ ID でログイン後、下記のロック解除キーを入力し「送信」ボタンを押してください。

https://database.medica.co.jp/mypage/

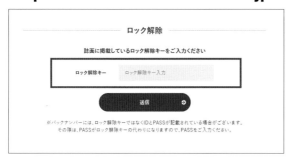

②送信すると、「ロックが解除されました」と表示が出ます。「動画」ボタンを押して、一覧表示へ移動してください。

③視聴したい動画のサムネイルを押して動画を再生してください。

ロック解除キー　e2mer2sj

＊WEBページのロック解除キーは本書発行日（最新のもの）より３年間有効です。有効期間終了後、本サービスは読者に通知なく休止もしくは終了する場合があります。

＊ロック解除キーおよびメディカ ID・パスワードの、第三者への譲渡、売買、承継、貸与、開示、漏洩にはご注意ください。

＊図書館での貸し出しの場合、閲覧に要するメディカ ID 登録は、利用者個人が行ってください（貸し出し者による取得・配布は不可）。

＊PC（Windows / Macintosh）、スマートフォン・タブレット端末（iOS / Android）で閲覧いただけます。推奨環境の詳細につきましては、メディカ出版コンテンツサービスサイト「よくあるご質問」ページをご参照ください。

著者紹介

坂本 壮
総合病院国保旭中央病院 救急救命科 医長／
臨床教育副センター長

専門●救急科専門医、集中治療専門医、総合内科専門医
プロフィール●さかもと・そう 救急医として主に救急外来で働く
ミュージカル好きのアラフォー医です。「ねころんで読める 救急患
者のみかた」（メディカ出版・2020）、「救急外来 ただいま診断中！」
（中外医学社・2015）など著書多数。

読者のみなさまへ

このたびは本増刊をご購読いただき、誠にありがとうございました。
編集部では今後も皆さまのお役に立てる増刊の刊行をめざしてま
いります。本書に関するご感想・提案などがございましたら、当
編集部（E-mail:emergency@medica.co.jp）までお寄せください。

Emer-Log 2022年春季増刊（通巻433号）

JTAS™を学び、超えてゆけ！
ERナースの思考加速トリアージ

2022年4月5日　第1版第1刷発行

著　　者　坂本 壮
発 行 人　長谷川 翔
編集担当　山形 梢、太田真莉子、木村有希子、江頭崇雄
編集協力　伊与田麻理萌
デザイン　ティオ
イラスト　cozue
発 行 所　株式会社メディカ出版
　　　　　〒532-8588 大阪市淀川区宮原 3-4-30
　　　　　ニッセイ新大阪ビル16F
　　　　　電話 06-6398-5048（編集）
　　　　　　　　0120-276-591（お客様センター）
　　　　　　　　03-5776-1853（広告窓口／総広告代理店㈱メディカ・アド）
　　　　　https://www.medica.co.jp
　　　　　E-mail emergency@medica.co.jp
組　　版　株式会社明昌堂
印刷製本　株式会社シナノ パブリッシング プレス

定価（本体3,200円＋税）　ISBN978-4-8404-7655-3